月經不平等

一段女性身體的覺醒之路

CECI EST MON SANG

Élise Thiébaut

艾莉絲·迪艾波——著　劉允華——譯

推薦序

重新擁抱「大姨媽」

成令方　高雄醫學大學性別研究所退休教授

從前學校的經期教育，都要女生集中在拉上窗簾的教室，播放投影片，老師語帶暗示地說：「你們開始轉大人，要更加注意自己的言行，不要讓男生有機可乘。」經期來的女人，要偷偷摸摸帶著包裝好、外人看不到的衛生棉上廁所。有經血的女人，被認為骯髒，不能進廟宇拜神。工作的女人，經痛到趴在桌上休息，都還要假裝沒事似的。怪不得，更年期來臨，大多數女人都內心慶祝歡呼，但卻不能大聲嚷嚷，因為更年期又與月經一樣有負面的形象。女人的來經與停經，在這父權社會中都受到低貶。

要趁此機會，讓每一位讀者知道，臺灣的性別平等工作法規定女性每個月可以請生理假「一天」，生理假扣薪一半。全年請生理假的日數未超過三天，不併入病假計算。若超過三天，其餘天數則併入病假計算。總之，好消息就是，雇主不能因為勞工請生理假就不給勞工薪水唷！

千萬感激，因拜讀這本具有豐富醫學、文學、人類學知識，又以充滿趣味俏皮的文字書寫的《月經不平等》，讓我重新認識這親密伴隨每位女人一生，將近有四十個年頭的「大姨媽」(月經)。這本書讓我最吃驚的是，原來經血中有幹細胞。未來醫療科技的發展，或許可以儲存在「經血銀行」，多年後可以用在自己或子女的身上治療疾病。糟了，我已經過了更年期，沒法享受這好處了。

《月經不平等》給我們一個難得的生命獻禮：重新擁抱「大姨媽」。我要向「大姨媽」致上最深的歉意，過去我一直視你為討厭的，每個月又來煩我的，但你不來我又擔心地去驗孕。我對你愛恨交織，從來沒正眼看過你，更不用說，好好認識你。

閱讀《月經不平等》後，每個女人都會像我一樣，重新與「大姨媽」結成好友，重新認識「大姨媽」在歷史上，在不同社會文化中，在醫學知識的累積中，受到的辛酸與邊緣的待遇。「大姨媽」每個月的造訪帶來生命的悸動（對一些女人而言是疼痛難行），我們需要面對、分享、處理、放下。女人是有智慧的。

推薦序

一場因流血而起的革命正在發生

林薇　小紅帽With Red創辦人

月經，是我從十三歲初經來潮的那天開始，長期與我相伴，最真切的夥伴。

我與它的初次相遇，雖不像是電影情節般的驚天動地，卻足以在我心中掀起波濤駭浪。那一天，我的不知所措，與媽媽面對月經的祕而不宣，燃起了我對於月經的好奇。「為什麼學校沒有教過我月經來會發生什麼事？」、「為什麼講到月經要小小聲，或是用其他名字，好朋友、大姨媽、那個來稱呼它？」、「為什麼拿衛生棉去廁所要藏在運動服外套的袖子裡？」從那一刻起，好多為什麼從我到腦海裡冒出來，當時我並不知道答案，於是決定踏上尋找解答的旅程。也是當時的這一個選擇，引領我踏上推動「月經平權」這條一走至今仍停不下來的不歸路。

月經，作為全球半數的人都會經歷的一項生理現象，它深深地影響著每一個人每一天的生活。因無論我們自己有沒有經歷月經，都總會有一個深愛、重視的人，正在或曾經經歷月經，並很可能為此困擾著。所以無論你是什麼生理性別、年齡，都想邀請你翻開《月經不平等》這本書，認識「月經平權」這個世界上每一個人都可以關注的，關於「人」的議題。

*

這些年，我在歐洲陪伴難民的經驗裡，發現生理用品一直是一個容易被忘記的需求。當人們在整備物資時，準備了各式尺寸的尿布與奶粉，卻常常沒有想到，有至少半數以上的人會有月經，有使用生理用品的需求。我也在非洲醫院服務的經驗裡，看見了當人們因為經濟困境，無法有尊嚴地購買足夠且品質良好的生理用品，深陷於月經貧窮中，這種經驗會在他們的身上與心理，刻畫下多少傷痕跟憂慮；那些外陰部上重複擦傷與感染的痕跡，還有他們談到月經時的厭惡感，是令我每次想到都無比揪心的。

但在裂縫之中，也有光透進的可能。除了複雜難解的問題外，我也在參與到蘇格蘭免費生理用品法案、月經教育、公共空間免費提供生理用品等各項政策推動的時候，看見他們數十年來奮鬥的軌跡，不僅深受感動，更開始堅定不移的相信，只要人們願意起身行動，伴隨月經而存在的不平等、汙名、貧窮，是可以被改變的，可以不再有人深受其苦！

*

作為一個月經議題的工作者，在我義無反顧地倡議著月經平權，陪伴著月經貧窮的青少女，推動著全年齡不分性別的月經教育的每一個日子裡，我都無比感謝在過去數十年來在全球各地持續為月經議題奮鬥著的前輩與夥伴們，包括《月經不平等》書中提到的那些倡議家、記者、老師、醫師與發明家們；是多麼堅韌的意志，讓他們在這條前方一片未知的道路上，仍不致徬徨，不曾放棄。

但除了有這些衝上前線的人，其實還不足以造成改變。真正能夠成為改變力量的，是每一個，在日常生活中都願意做出小小改變的你！所以我想邀請你打開這本書，了解有關月經的大小事，從身體，到人權，從性別，乃至整個社會與世界；也將因為了解，而成為行動的種子，距離理想中的世界更近一點。並請相信我，這本書包山包海的程度，豐富到每一個人都很有機會在其中找到新奇有趣的事情，就像是月經在人們的生活裡，處處充滿出乎意料的「經」喜！

一場因流血而起的革命正在發生，一本有趣的書將帶你走進這個世界。

推薦序

恐怖的不是月經，是無知

曾穎凡（凡妮莎）　臺灣月亮杯／月經碟片群眾募資計畫發起人

月經，是一個在臺灣鮮少被公開談論的話題，但卻又是一個無論男女都切身相關的主題。

以男性的角度來看，月經代表著身旁的女士即將要變身了（噢，請原諒我們，畢竟月經真的不好處理，變成小怪獸也是情有可原）；月經還代表著生命的緣起，每位男性無論是否覺得月經麻煩汙穢，自己在當初那顆渺小受精卵的生命階段，也是躺在這片子宮內膜的大海裡被保護著。

以女性的角度來看就更有趣了。在臺灣，鮮少有女性知道自己的經血其實是沒有味道的（是接觸了空氣之後才有味道），也很少有女性知道自己的生殖系統如何運作，更甚者，女性也都不知道自己的生理用品，其實還有不同的選擇。所以我推廣月亮杯時，往往男性的接受度更大於女性，因為女性才是被長久以來的傳統觀念困住的那一個！（所以你以為自己選擇使用衛生棉是出於自由意志嗎？不，那是你曾外婆傳給外婆、外婆長大後傳給媽媽、之後再傳給你的偽自由意志！）

在推廣生理用品教育的這十八年之間，我接觸了形形色色的人事物，所以讀起此書在熟悉之處常常會心一笑。比如說書中提到的月經博物館（MUM）創辦人Harry Finley，我們曾經通過信，當時我非常意外他是位男性（而且是位曾造訪過臺灣的男性），卻保存了這麼多月經相關的知識、文案和產品包裝。我也與Flex的女性創辦人Lauren Schulte一起開過視訊會議，討論亞洲女性對於此類新商品的接受度。對於這世界上有這麼多人在月經這個議題上作努力，我深深感激！

在本書初版上市之際，二〇一八年的生理用品市場上，出現了可容納高達七十六ml血量的重複使用月亮杯（Ziggy Cup），和可以重複使用的特殊導管（叫

Dame，可以塞入任何你平常使用的指入式棉條）；而我們臺灣也在二〇二二年擁有了自己的第一片月經碟片，並創下了兩千多萬的預購佳績。所以雖然本書的書名「不平等」似乎帶有貶意，但就我來看，其實這個世界才正剛剛開始要熱鬧起來！「月經不平等」即將要變成「擁有眾多選擇的熱鬧月經」，請大家拭目以待！

目錄

3 推薦序　重新擁抱「大姨媽」／成令方
6 推薦序　一場因流血而起的革命正在發生／林薇
10 推薦序　恐怖的不是月經，是無知／曾穎凡（凡妮莎）
17 前言　血的禁忌

29 **第一章　血光將至**
32 卵母細胞，一場小型博覽會
37 倭黑猩猩的解放
39 子宮不矜持
43 魔女嘉莉
47 第一次月經與最後一巴掌
53 青春期，親愛的青春期

59 **第二章　對血的恐懼與靠近**
63 紫羅蘭枯萎的氣味？
68 代號「蝶翼」
70 希波克拉底的傳道

73 老普林尼的鏡子
76 血糖還是無糖？
78 蛋不破就打不出美乃滋
81 腹中的恐懼
86 禁忌與汙名，戰在一起？
88 職業上的月經規則

93 **第三章　血之詛咒**
96 有母熊來
99 月亮女神也折腰
105 伊菲革涅亞的天賦
109 如果男人也有月經？
117 一神教教規中，流血的三種意義
123 小貓的暴動

127 **第四章　藏好這血，讓我看不見**
130 月經、規則、馬拉松
137 老布重談
144 從腰帶到棉條
148 血債血償

154 陰道菌落的戰場
157 中毒性休克症候群，如史蒂芬・金的恐怖小說
160 商業機密
165 轉向有機？

171
第五章　血出百分百的天然方案？
173 粉紅稅：必需品立法
178 杯子正滿
184 與海綿寶寶做愛
187 不要再丟了！
193 直覺放血流
196 藝術經

201
第六章　數血而止
204 舉頭問明月
212 月經週期行不行？
217 神奇的比林斯排卵法
222 月經終於小藥丸
228 女人同步
233 陰陰相連

239 **第七章　經血不快**

244 只要想想……

250 生殖器共感

255 經前症候群大獎

260 卵巢裡的風暴

266 生殖禁令

275 你有所不知的子宮內膜異位症

282 歇斯底里、驅魔與巫師

287 **第八章　故事永無止經**

290 雞尾酒與煉金藥

296 經血中的幹細胞

300 培養自我

303 一百萬億個細胞，和我和我和我

308 通往永生的道路？

313 月經銀行

317 結語　若月經規則改變了

321 致謝

335 資料出處

血的禁忌——前言

就像創世以來的數十億女性一樣，我從十四歲前後開始，近四十年間的每個月都有月經來潮。在一九七五年四月到二〇一五年二月，扣掉懷孕期間與更年期前的反覆不定，大約是四百次左右的月經。**在我腿間流出的，人稱經血的東西，大概占去了我人生中近兩千四百多個日子**。經血象徵著排卵，因此象徵生育能力。相較之下，歐洲中世紀的女性一生中排卵不過一百多次，剩下來的時間，她在懷孕、在哺乳，或已經死去。十八世紀時，成功活過童年的女性只有二十八年的餘命，而一．二%的妊娠致死率，比起今天的風險高出千倍之多。[1]

比起中世紀或十八世紀，我的經期已經要舒適許多。儘管從一九七五年以來情況已有改變，但當我對周圍的人提到本書主題時，強烈的禁忌還是讓他們大感驚訝地發出疑問：「月經？哪個月經？」一位女性甚至問我是否是女性月經，然後又隨即改口：「呃，我要說的是大姨媽之類的。」一般來說，當與我對話的人們了解到這與歐盟規範或交叉相乘規則都無關之後，他們便想知道這個主題什麼地方那麼有趣，足以寫出一本書。**「畢竟，有什麼比這更自然的呢？」**一位阿姨向我這麼說，但同時也承認，她自己對這股每個月都從身體裡流出來的血從來沒產生過任何疑問。其他人則是把我拉到一旁，像鬱積的水流突然傾瀉似地，向我訴說她們的經痛、經前症候群或子宮內膜異位症等等的事情。除了她們的個人狀況外，總還會出現同樣的問題，最多的就是「為什麼月經叫做月經？」，還有「以前的女性怎麼處理月經？」跟「在買不到生理用品國家的女性該怎麼辦？」。

有鑒於本人的年紀，我以為會聽見許多與更年期有關的問題。但卻沒有一位與我同年的女性對這個主題表示興趣。根據富有國家的平均年齡，更年期代表著她們生命中的二十到三十年；如果加上青春期前的時間，她們無法生育的時間至少也等於具有生育力的時間。但就像在一曲莫札特結束後的沉默，更年期的一切，直到現在依舊難以逃離月經的禁忌。

無論什麼年紀，男性心中對月經想的都是敬而遠之。他們想的很可能是：「這個女人肯定在陰道裡埋了一顆原子彈，我們就當什麼都沒發生，免得她當著我的面爆炸。」但其實很快地，連他們也會提出一些疑問。

最先被提出的問題之一，就是精子與血液的關係，特別是在生殖功能的部分，這讓提問的人感覺比較輕鬆。因為子宮內膜異位症與經前症候群明顯使他們焦慮哆嗦，就像在聽到分娩回憶時會打冷顫一樣。而當他們知道經血能治癒許多疾病時，我敢保證，這為他們打開了許多我最好不要知道細節的性愛視野。倒不是因為我對嗜血口交反感（你將會看到我如何說明這一切），而是因為我想要專注在我的主題上。但不幸地，這個主題不只是性而已。

頭號禁忌

雖然人類能發現上千種免於寒冷、飢餓、疾病的方式，能探索並殖民所有土地，在太空中旅行，發明許多複雜的武器彼此殘殺；但很明顯地，關於月經，人類仍處於非理性的位置。月經儘管普通，但依舊是一種神祕的現象，在它的周圍盡是傳說、迷信、隱晦，以及屹立不搖的驚人成見。無論是來自神話、宗教或醫學，這些成見依舊滲透人們的心理，乃至於影響了全世界女性的身心健康。

但必須指出的是，大部分女性月經來臨時都伴隨著不適，有時甚至是嚴重的疼痛。這種不適因人而異，也與環境、時間、健康狀況、社會地位或文化有關。事實上，月經這種在女性從青春期到更年期的四十餘年生命中、占據了足足四分之一時間的生理真實，在不同的社會或個人身上會有非常不同的形式。它在能夠接觸多樣優質飲食、有效醫療資訊與服務的西方女性身上，或在遭受歧視、面對文化、宗教、性傾向等成見的窮困女性身上，並不一樣。但是儘管如此，對於從最窮困到最富有、最無知到最博學的女性們而言，今天月經依舊是頭號禁忌，在那些讓我們偷偷摸摸低聲討論的事物中，占據了前十名的位子。我們私下傳遞衛生棉，彷彿像在傳遞某種揭露耶穌其實是女性的古代經典著作，或是某種讓世界各地人們過胖的神祕汽水配方。

所以我們才能在今天談論「月經不平等」：由於她們有月經，由於月經是種禁忌，女性因此遭受任何一個男性都無法理解的壓迫。因為經血是個禁忌，千年來的女性才會無止盡地受苦。因為經血是個禁忌，女性長年來被禁止出海、打獵、投票或參選、公開發言，或占據政治或宗教權位。就是因為經血禁忌，我們到今天還賣給女性浸透著戴奧辛與有毒香料的衛生棉與棉條。而當人們輕視女性時，他們會說：「怎麼，你是髮型亂了，還是月經來了？」但卻不曾為與月經相關的困擾，帶來足夠的醫療支援；相對地，有些研究室甚至將精力投注在解決勃起障礙的威而剛，哪怕這個症狀相當平庸、不會造成死亡，大致上也只會影響到上了年紀的男性。

與月經有關的身體不適同樣也不會致命，但我們卻從未找到良好的治療方式，例如有案例晚了九年才被診斷出有子宮內膜異位症，而這種與月經相關的疾病，影響範圍達全世界十五至二〇%的女性。美國女性主義者葛蘿莉亞・史坦能（Gloria Steinem）曾幽默地寫道，如果影響的是男性而不是女性，「月經會成為值得渴望、具有尊嚴、值得自傲的雄性事件。男性們會吹噓來潮的持久與量多。男孩們會記錄自己的經期，這個期待已久的繁殖象徵，還會有宗教典禮，以及純粹男性的節慶。國會將設立一座國家級的月經失調機構，以對抗每月的疼痛；政府將投注資金，提供免費的生理用品。」[2]

不過，事實上有月經的是女性，而不是男性，而事情的核心或許就在這個不幸的搭配之中。

人類學家法蘭索瓦・艾希提耶（Françoise Héritier）說道，男性重視的是「能夠流血、冒死犯難、奪取他人的生命，並以自由意志決定為之」，然而在另一邊，「女性『看見』自己的血流出身體（我們不也常在法文裡用「看見（Voir）」這詞形容「月經來了」？），她不一定想要，卻也無法阻止創造生命（有時也在過程中死去）」[3]。

但既然在生理上，女性也能以自由意志無礙地流血、冒死犯難、奪取他人的生命，同時也親眼看見自己流血並創造生命。那麼，我們究竟是怎麼走到這一天，把代表繁殖力的月經扭曲成詛咒的？

人們或許會認為，經血的禁忌只是來自對於血的禁忌，以及對身體排泄物所自然產生反感的表現之一。但人類的行為其實也不見得都很自然，而且很明顯地，其他體液像是精液、唾液、淚液或尿液等，並不會像經血一樣激發人們的不安。

這個主題，與女性在以父權主宰為規則的世界裡的處境密切相關。一九七〇年代風行的女性主義，以及墮胎普及化，並沒有在第一時間就促成人們對月經的改觀。一直到最近，在「第一波」女性主義革命❶近半世紀之後，這個主題才開始浮現；首先是在美國，有時是在年輕的女性藝術家、運動者、詩人等

❶ 譯註：指西方世界女性以爭取投票權為主的運動，約在十九世紀中葉到二十世紀中葉。

的影響之下，才能超越醜聞或挑戰，大膽地去處理月經這個主題。

於是，二〇一六年四月號的美國《新聞週刊》（*Newsweek*）登出了〈血雨欲來〉（There will be blood）這則頭條，並宣稱二〇一五年將會在歷史上成為「月經革命」年。在一篇名為〈與月經羞辱的戰爭正邁向主流〉（The fight against period shaming is going mainstream）的文章裡，記者艾比蓋爾・瓊斯（Abigail Jones）將這種正興起的月經行動主義描寫為「女性主義第三浪潮」——彷彿這個運動是片海洋。二〇一六年九月，這篇文章重新刊在法國《國際通訊》（*Courrier international*）上，題為〈月經：禁忌的終結？〉（Regles: la fin d'un tabou），才首次開啟這個我們才剛開始認識的主題的辯論。

儘管亙古以來，月經就是人類狀態的基本要素（同時也是將女性神化並物化的工具），但卻總是被當成次要主題。這個只發生在可生育女性身上的奇怪現象，是許多宗教或非宗教起源神話的源頭。

月事與我

我生於一九六二年，在更年期宣告來臨之際才決定關心月經。我不會說這是來自一種領悟，或壓垮駱駝的最後一根稻草。之前我常想，更年期最好不要在我該來月經的時候出現，因為我那天已經心情很差了，可能會因此更難受。但事實上發生的事正好相反：停經後，我感到從每月的經心塵務中解脫。正是該對這種長期不利於女性的禁忌發起攻勢，將「大姨媽」由小調轉變為解放之歌的時候。

打破禁忌，也意味著我要回到自身的經驗，並分享這四十年來的月經回憶——而我在一九九六年出生的女兒，此時正要進入她的女人生涯。我覺得把月經當成某種奇特現象來談，是很荒謬的——彷彿我們談論的是冰層溶解，或中世紀在康斯坦茨湖邊的農夫生活一樣。

我不是歷史學者、不是人類學家，也不是醫師。但在十三歲到五十二歲之間，我幾乎每個月都流了血。有時我很難受，有時會害怕，有過得不到答案的問題，或得到不喜歡的答案；也有些快樂的時刻，我自己學習、教導別人，儘管這個主題極為平常，卻極少被分享、極少被談論，讓人幾乎要以為月經是種想像出來的現象——就跟獨角獸或人魚一樣。

至於這段漫長的經驗，我很遺憾地對各位報告，月經既非想像出來的，也跟我想像中的完全不同。因為，在我們至今尚未完全理解的月經生理事實之上，神話的力量依舊遠較強大。

在這本書的調查過程裡，我學習到卵母細胞具有自殺的傾向、沒打破蛋就做不成美乃滋、二〇一一年聖母腰帶❷在莫斯科展出時造成的死亡、耶穌的血並不是葡萄酒、荷爾蒙責任重大、女性可以不必使用生理用品等等，還有另外一千件意想不到的事情，其中相當重要的，還有經血裡含有將來可能會拯救你我生命的幹細胞。

我也學到了，我在近四十年間所承受的子宮內膜異位症、經前症候群與荷爾蒙失調等，沒人真的能正確診斷，症狀也少能獲得治療。但感謝大家，我活下來了。我沒有像中世紀女性那樣苦於子宮內膜異位症，並因此被認為是女巫，在廣場上被人們燒死，而且我還屏除了自己上述種種身心障礙，成功繁衍後代。

我永遠不會知道，衛生棉裡的戴奧辛是否在這些苦難之中占有一席之地，藥丸是否能幫助我克服痛苦，我的偏頭痛是否真有消失的一天，或死後是否真有來生。在更年期帶來的相對寧靜之中（如果我們能承受突然地發熱、陰道乾燥和骨質疏鬆等），我終於能找到自己的道路。而如果我從這段偉大的航程之中學到什麼經驗的話，那就是：女性與男性們重新定義月經的時刻已經到來。

❷ 譯註：原書此處寫的是希臘神話中象徵狩獵女神的守貞腰帶。但依本書後文看來，應是指二〇一一年在莫斯科展出的聖母腰帶，此處或為誤植，故依後文調整。

CHAPTER 1

血光將至

我如此強烈渴望擁有月經，以至於在初潮前的夏天，每兩個小時我就跑一次廁所，好確認兩腿間有沒有流血。我對這個主題相當無知，基本上知道的大概就兩點：第一，流血是來自陰道（而不像我某位有點混亂的女朋友所說是來自胸部）；第二，此後我們就可以懷孕了。

在人生中，我並不總是守規矩，但月經倒是相當正常。在法國，人們實際上的平均「初經」年齡是十二・六歲，這意味著在此時會見到第一滴血，更年期的平均年齡則是五十一歲——在我身上則是五十二歲。

在人類歷史上，這段生育年紀空前漫長。當然這與一世紀以來持續增長的壽命有關，但也與「不孕」時期有關——意即藉由人工避孕手段所降低的可生育時期。自從十八世紀以來，法國初經的年紀降低了三歲。[1]長期以來，我們相信氣候或都市化的發展會影響到青春期的年齡，而研究也指出，讓每個所謂已開發國家少女提早進入青春期的，首先是飲食的改善；[2]儘管我們也能觀察到陽光充足程度的變數：像我們馬賽人，就比里爾人的初經提早了三到四個月。[3]

我第一滴血到來的方式相當普通，至今仍令我記憶猶新。那是一九七五年四月初的某一天。我近午時走進廁所，在內褲上發現一抹褐色汙漬，還以為是放了溼屁。當時我穿的是紫色與黃色的內褲，至少我想應該是這樣。基於某種神祕的原因，在我人生中的所有重大事件都與黃紫條紋的衣物有關。

一九七五年的這個四月，將會因為金邊陷落與紅色高棉❶奪取柬埔寨政權，而成為這十年間的重要時刻。當然，我將在四十年間因月經失去的血量，與四十年間波布獨裁政權造成的屠殺無法相比。在這段期間，紅色高棉的統治要對該國二一％人口，意即一百七十萬人的死亡負責，而我只不過在每次月經時流失五十毫升的血，相當於三大匙或半個波爾多酒杯的量。❷遠少於阿提克單位中兩個寇提的量（大約是半升）——這是寫下著名醫者誓言的希波克拉底（Hippocrate）在西元前五世紀時的估計。[4]因此，兩千年來參考其說法的觀察結果都有偏誤：相對於在我們身體裡四到五升的循環血液（男性則是五到六升），

❶ 譯註：亦稱赤柬，被用來指稱於七零年代以軍事行動奪權，並在統治期間造成上百萬人死亡的政治組織。波布是該組織的代表性領導人物。

❷ 這代表了女性一生中的經血量，大約等於一百五十瓶葡萄酒，或一整個布爾喬亞酒庫的平均存量。請耐心等待，我們稍後將會回頭談到血與酒之間的連結。

真實的經血流量並非如此可觀，尤其經血是分五天流出，實際上也絕不會超過一百五十毫升。

相較於企業總不樂於公布他們生理用品的成分，彷彿那是長生不老的藥方，我們則大方詳述自己珍貴體液的內容（而這才真的是長生不老的藥方，我很樂意在第八章中與各位談談）。

卵母細胞，一場小型博覽會

經血是由凝滯的血液混合子宮內膜組織碎片等所組成。陰道分泌物中含有鈉與鉀電解質，用於製造新陳代謝正常運作所需、充滿能量的離子。我們也可以找到蛋白質、膽固醇與膽紅素，這些是由血紅素分解出來的。經期分泌物具有與血液相近的酸鹼值（ＰＨ七．五），以及大量用於維持陰道菌種群落平衡的細菌，以保護陰道與子宮不受感染。經血讓人意外的特色是不會結痂——與動脈或靜脈血不同。它會變得乾燥，但不會結痂而後脫落。每次月經時，經血都會排出一個形成自卵母細胞的未受精卵。

據我所知，卵母細胞是人體最大的細胞，也是唯一可用肉眼看見的，其直徑達到〇・一五公釐，約等於一根頭髮的寬度。這個配子的尺寸如此可觀，是因為它為了要能成卵、受精，最後形成一個功能完整人類所需攜帶的資訊量——當然是在與又稱精蟲的男性配子感動相遇之後。兩個配子的融合，製造出一個單獨的細胞，而後分裂，幾小時後再從兩個分裂成四個，接著八個，由此而到上億個細胞。在其內，人體器官運作所需的資訊編碼，形成長螺旋帶狀的粒子，也就是ＤＮＡ。

卵母細胞的另一個獨特性，來自於它的計畫性淘汰。天生抑鬱的卵母細胞，被設定成會毫不留戀地集體自殺。你可以自己看看。我在胚胎發展期具有最高的生育力，我的卵巢生產出六到七百萬個卵母細胞，準備好面對一切生殖的挑戰，只待我們用人類填滿地球——甚至全宇宙。但我出生時，在一個稱為卵泡閉鎖的過程後，這些細胞幾乎全數切腹自殺，沒人真的知道為什麼。無論這場戰爭是為了什麼，在我出生時，這六、七百萬個細胞只會剩下一個。而青春期時，組織者宣稱還有三十萬個，警方估計數字則遠少於此。❸到最後，我會排卵四百餘次，只為懷孕三次，生一個小孩。根據科學文獻，無限寬厚的大自然，會在我更年期時留下三百個發育不良的卵母細胞，我得承認不知道該拿它們怎麼辦，因為我已經不能排卵了。有時，我會突發奇想讓它們兩個兩個排成一列，教它們如何應對進退，但我告訴自己說沒人會對這感興趣，就去做別的事了。

儘管時常受到忽略，但卵母細胞其實是場自成一格、卻受到悲劇性詛咒的小小博覽會。在卵泡中，月經週期的前十四天之間，它與其他上千個逃過自我毀滅的配子都要承受一場極端的徵召，連美國大兵的集訓在相較之下都彷彿只是一次養生漫步。我們不知道是什麼決定了被選上的幸運兒，獲取權力進入稱為卵泡的袋子，從而成熟並成長，直到令人肅然起敬的尺寸，如二十、甚至二十五公釐。到了排卵期時，葛蘭氏濾泡❹變成神風特攻隊，會真的在卵巢裡爆炸，解放卵母細胞，讓它沿著輸卵管衝鋒陷陣：這就是我們稱為排卵的過程。不知道各位怎麼看，但我總覺得人類生命的初始，與恐怖攻擊有著許多相同之處。

接下來，在某個時刻，具有生殖力的卵母細胞變成卵子，暫停它悲劇性的長征。此時，輸卵管的纖毛會將其緩緩引入子宮，這裡已經有個舒適的巢在等候，這個巢每月都會重建，只為了將卵子迎入它溫暖的被窩，又稱為「子宮內膜」。這塊子宮內的黏膜，會在荷爾蒙的洗禮下變厚，而後卵子若未受精便會排出。月經就是在一段發炎期之後，子宮內膜組織由肌肉強制排出。子宮有很多特徵，同時實際上也就是塊肌肉。它能夠全面收縮，無論是為了吸取精子、排出黏膜、在妊娠時擴張，或其後將胎兒推入世界。

---

❸ 事實上，這數字在各種資料中完全是臆測出來的。某些人宣稱我們在胚胎期有六百萬卵母細胞，青春期時則只剩三萬，甚至兩千，更年期時則一個也無。

❹ 譯註：即女性體內發展成熟的濾泡。

這些收縮都有可能造成疼痛，可能次數繁多，可能毫無章法或極其低調，而多數的收縮我們都感覺不到。醫學影像的進步，讓有經驗的超音波技術師能在檢查時從螢幕上看出痙攣，乃至於決定是否有「異常收縮」（意即出現不符合正常功能的收縮）。而子宮似乎會對許多未知的因素特別敏感。

儘管我們已經進入第三個千禧年，在一九六九到一九七二年間上了七次月球，還開始認真探討殖民火星，但人們還是不完全知道為什麼女性每個月都會月經來潮。

為了迎接卵母細胞而製造、多數時候並未受精而被排出的厚層使人疑惑，因為感覺還挺浪費的。但不只是人類才選擇了這條奇怪的路。其他靈長類，像是幾種不同的黑猩猩，都必須承受每個月的經血，另外還有幾種感覺和血脫不了關係的蝙蝠，以及一種叫做長嘴麝鼠（在歐洲普遍被誤認為樹鼩，特點是靠跳躍移動、吃昆蟲）的小動物等都是。

其他的哺乳動物，大多採取比較不複雜的方式，也就是發情期，發情時從外觀一看就知道其體內情熱，也會精確地隨著季節運行。雌性藉由鳴叫、散發荷爾蒙、嘶吼等無數方式表達：「我可以了，我有一顆等著受精的卵子，男生快來，但願最優秀的獲勝。」於是雄性湧向這位雌性，其中不少雄性會進而大膽試試自己的運氣。某些時候，是精子的噴灑刺激出反射性排卵，例如雌性鼬鼠、母貓或母兔等。因此，像是在母狗身上見到的排血，並不能拿來與月經相比；那是藉以吸引雄性，促進受精的發情訊號，連一點子宮內膜的影子都看不到。最後，某些物種會製造出某種適於子代著床的厚膜，直到妊娠末期都會掛在胎盤表面，但未受精時則會自行吸收，也就沒有定期排出的月經。

倭黑猩猩的解放

雌性倭黑猩猩與我們共享神祕而迷人的月經，在排卵的同時，其生殖器還會產生驚人的膨脹，藉以邀請雄性來存放牠們珍貴的配子。

但在德國萊布尼茲的麥克斯─普蘭克（Max-Planck）演化人類學研究院有個奇特的發現：雌性倭黑猩猩的排卵期與黑猩猩不同，排卵期與臀部腫成足球大的情況並非一起發生。❺因此，雄性倭黑猩猩永遠不確定雌性是否進入生殖期。「無法明確掌握雌性生殖信號的雄性，很有可能會轉而尋求較為隱晦的信號，藉以確認自己是否有機會傳宗接代。這驅使牠們首先去照顧吸引自己的雌性，例如給予食物或清潔。簡而言之，雄性傾向於投入與雌性的關係，而非只是毆打別的雄性。」米歇爾．德布哈孔塔（Michel de Pracontal）如此轉述，而後他結論道：「總而言之，藉由顛覆生物訊息，雌性倭黑猩猩得以解放自我……。」5

我不知道如此顛覆人類的生物訊號是誰的主意；或這種顛覆是否可以具備某種意向（或是某種解放性），但這個詭計倒很能說明大自然欺騙其子民的能力。這證明了，自然主義理論家想要用某種繁衍策略來解釋人類行為（特別是用來解釋男性與女性之間的交往關係），少說也是過於簡化。倭黑猩猩是泛性戀，會用性關係解決衝突。而儘管我們與牠們共享九八・七％的基因，卻沒有選擇走上同樣的道路。

子宮不矜持

我們為什麼需要這麼厚的子宮內膜來迎接胚胎？因為在子宮裡發生的事，是一場徹底的冒險。首先是月經時的內膜脫落期，接著是第五到第八天的再生期。然後，便開始增生期，再來是腺體轉換期，最後是腺體分泌期。在這期間，子宮內膜會從週期第五天的〇・五公釐，增厚至排卵時刻的三公釐，接著在月經前再增厚為五公釐。這有點像是你決定每個月都要重新裝潢浴室，首先就得清除塗料和壁紙，接著重新磨光、粉刷、漆上一兩層，甚至三層，也沒忘記鋪磁磚和裝飾。結果最後不行，一切又重新開始。

❺ 譯註：雌性黑猩猩在排卵期間，會有臀部腫脹的明顯身體變化。

人們提出了許多假設，試圖解釋這場內在的蛻變。某些人認為子宮內膜的厚度與所製造的人腦大小有關，若以此來說，頭腦需要一個大頭盔才能從懷孕的挑戰中倖存。但只要看看其他也有月經、腦袋卻無甚可觀的物種，就知道這種解釋並不可靠。另外也有人提出，對有胎盤的哺乳動物而言（包括我們也是，很難想像吧），著床的深度可能會依物種而有所不同。這代表著胚胎不只是個人的成長，同時也會在母體與自身之間長出中介器官，藉以改良並調節兩個有機體之間的交換。

人類胚胎（有著巨大腦袋的人類胚胎）為了成長，會尋求最大的吸收量：所有糖分、蛋白質、維他命、葉酸等等，都是為了自體所需，乃至於導致母親罹患糖尿病或嚴重營養不良。我們稱此為「攻擊性」著床，有點像是美國、以色列或法國的殖民手段；而印地安人、巴勒斯坦人或非洲人所擁有的只剩美好往日回憶。我們至少可以說希望去殖民別人是非常符合人性的，但同樣地，不希望被別人殖民，也非常人性。

這就是為什麼一般來說，母親（這裡我說的是該有機體，而不是個人）會尋求與胚胎保持距離，後者在其子宮深處成長，就像異形在雪歌妮・薇佛腹中成長時一樣充滿熱情。首先，這是因為胚胎基因中的犧牲精神無論如何極其有限。接著，儘管這個胚胎帶著一半的母系基因，但仍然有五〇％的基因來自某個可能室內設計品味惡劣，不值得一路對話到共同孕育下一代的傢伙——更別說可能從他的基因不幸遺傳到一堆疾病了。

根據生物學家表示，母性有機體是為了下一次的受精，而維持自身完美的孕育空間，進而能傳遞更多母體自己的基因。如果此時孕育的胚胎太過分，子宮內膜懷疑胚胎在成長期間出現功能異常的跡象，它就會在下一次月經時「喀擦」一聲消滅胚胎。在這場成長初期的競賽裡，戰鬥毫不留情，約有三〇到五〇％的胚胎會被徹底排除，也就是人稱「大姨媽」的悲慘厄運。在這裡，子宮內膜每月重建的概念才有意義：要能清除那些除了細胞皮質之外，無意變成任何其他東西的胚胎，透過月經清除是最理想的解決方案。這可不是人身攻擊，大自然只是不想要浪費一整段懷孕過程，結果成就的基因體不像是張嬰兒的藍圖，卻像張嬰兒的亂塗。

對胚胎來說，它不太在意為了將來的弟弟妹妹留下完好的子宮。如果放任不管，它可能會把弟弟妹妹全數殲滅，好把這巢據為己有，就像母體子宮內的鯊魚會彼此吞噬，直到留下最後一個為止。胚胎要的——除非在雙胞胎或其他多胞胎的狀況下——是蘇維埃式的集權，所有能源、一切生物性的關注。另一方面，波布❻也算是好夥伴。且讓我回到一九七五年春天，我的初潮，以及西貢陷落。在越戰結束後，孟山都（Monsanto）企業❼必須找到別的方法消耗枯葉劑——這種藥劑中包含戴奧辛，至今還影響著越南男男女女的生殖能力。而我也不知道在四十年後，同樣的戴奧辛會在我女兒的衛生棉裡出現。但此時先別想太多。

魔女嘉莉

依舊是一九七五年四月，在我成長的小世界裡，新聞都相當微小。多半是些愛情和友情的故事，名聲、誰受邀參加派對而誰又沒有、夢想中或還缺少的衣服、在人行道上敲打把鄰居逼瘋的鞋跟等等。一九七五年四月的新聞是風格奇特的「小可愛」、從跳蚤市場買來的白襯衫配上還帶點喇叭的Levi's牛仔褲。那是攝影師大衛・漢彌頓（David Hamilton）的模糊影像，年輕女孩與花的海報妝點著我的房間，母親總是對此帶點鄙視的眼神。

我記得一個奇怪的日子，一九七五年四月二十五日，法國歌手麥克・布蘭特（Mike Brant）在第六次上台演出時自殺。還有賈克・都克洛（Jacques Duclos），

---

❻ 譯註：紅色高棉代表性領導人物。

❼ 譯註：美國最重要的生技企業之一，在歐美國家關於基因改造供程的討論中有顯著的地位。從創始初期至今，持續推出對農業有重大影響，但也充滿爭議的科技產品，如本書中提到的枯葉劑，是指越戰中美軍為了令越共游擊軍無藏身之處，而在叢林間所使用的「橙劑」（Agent Orange）。

歷史性的法國共產黨領導，在法國蒙特赫死於肺充血。當我們聽麥克唱〈這就是我如何愛你〉（C'est comme ca que je t'aime）時忍住淚水卻又覺得荒謬的感覺，蔓延了學校操場；但是點燃我家晚餐時刻的卻是都克洛。這個星期，我買了人生中的第一包菸：高盧牌濾嘴香菸，至今那味道還會在我心中浮現。

那一年，我大概看了十幾次吉姆・沙曼（Jim Sharman）導演的《洛基恐怖秀》（*Rocky Horror Picture Show*），和布萊恩・迪帕瑪（Brian de Palma）導演的《天堂幻象》（*Phantom of Paradise*）。我記得人們隨著滾石樂團的〈安琪〉（Angie），以及喬・達桑（Joe Dassin）〈印度的夏天〉（L'ete indian）跳起慢舞。人們取笑曾經樂團（Il Etait Une Fois）的〈我仍夢著她〉（J'ai encore reve d'elle），尤其是歌裡這句「我夢著她如此強烈，連床單都留下記憶」。當時我十歲的弟弟還不太能理解——其實我也不懂，要等到將來為情所苦時才能有所感。

我如此強烈渴望擁有月經，以至於在初潮前的夏天，每兩個小時我就跑一次廁所，好確認兩腿間有沒有流血。今天我已經不知道是什麼讓我如此渴望月經了。我對這個主題相當無知，基本上知道的大概就兩點：第一，流血是來自陰道（而不像我某位有點混亂的女朋友所說是來自胸部）；第二，此後我們就可以懷孕了。我不知道自己的身體其實是在回應由腦下垂體、下視丘與卵巢刺激分泌的荷爾蒙，彼此配合指揮一場關於卵母細胞及其消逝的驚悚交響樂。

我不知道太多關於精子的事情，像是耐久度與數量等等，而我極度驚訝地（在之後）發現，交媾的韻律原來是陰莖在陰道中一進一出的運動。在我的想像中，男性和女性可以套住彼此並維持一段時間，在最美好的時刻達到高潮，但我從沒想像過在學校黑板上展出的，一九七三年七月二十三日出品七三二九九號校內性教育「逢塔聶教案」（la circulaire Fontanet）人體結構圖中的運動。我不知道今天的孩子們是否會有比這更真實的性視角，不過，對我來說，我的想像不曾讓我準備好在做愛時還要靠肌肉付出力量。高潮這件事，比父親在我耳邊叨念的馬克思剩餘價值理論還來得更神祕。

若要完全坦白，我得說那時我連經血長怎樣都不知道，也不清楚從自己身上得流多少血出來才行。若那個早上的褐色汙漬使我迷茫，那也是因為我期待著經血會像水龍頭一樣從陰道奔流出來。當時我對自己的生殖系統只有種模糊不清的觀感。儘管我沒有像《魔女嘉莉》（*Carrie*）❽女主角那樣，因為見到自己雙腿間流血而尖叫，但某種不適感還是很快出現：一切都變得奇怪而超乎尋常，我還感到詭異的暈眩。可惜啊，我沒機會像嘉莉那樣讓燈泡破裂，或只用我思緒的力量就能摧毀敵人，要不然我跟各位保證，只要我開口說話的場合，大家都不會出現。

但那天下午，在注意到內褲底部較紅的汙漬時，我終於了解到這並不是放屁。我不記得自己是到醫務室去要了「生理用品」，或是哪位女朋友借了我一片衛生棉。我記得自己下午走在路上，在我家的巴黎式建築前遇見我媽，爆出：「我有月經了！」我媽挑高了眉毛，然後有點諷刺地回應：「好呀又有新鮮事！」各位或許會想，她該多表現出一點母性的關懷，但其實這種中立的表現本身就是一種教導：月經不值得我們大驚小怪。這雖然讓人有點惱火，但好過她打我一巴掌，像是後年就要上映，黛安・庫黑（Diane Kurys）導演的《薄荷蘇打》（*Diabolo Menthe*）裡演的那樣。❾

第一次月經與最後一巴掌

當人們在日本擺出有蘋果糖和紅豆飯的盛宴來慶祝「花開」、在巴西人們換髮型、在澳洲人們跳舞時，在西方倖存的初潮儀式只剩下打巴掌。這種暴力——至少我們可以說——不是太好的徵兆。

一九六〇年代，雜貨店裡還在賣教鞭，小學也始終籠罩在鐵腕統治的陰影之下：犯小錯者打手心、較大的錯誤則打指尖。被打屁股或打耳光構成了日

❽ 布萊恩・迪帕瑪（Brain de Palma）改編自史蒂芬・金（Stephen King）小說的電影，小說於一九七四年出版，電影於一九七六年上映。

❾ 譯註：本片於一九七七年上映，片中有一個橋段是女主角開心地告訴母親自己初潮來了，母親的反應則是同樣開心地打女兒一巴掌以茲慶賀。

常經驗的一部分。但我家則不太正常：在這裡體罰令人痛恨，我與弟弟擁有在餐桌上說話的權利，也可以任意離席。為了要進一步培養我們正常範圍以外的人格，我的父母還離婚了。在當時，這種家庭狀態能讓你瞬間失去社會地位，人們才不會去那些父母離異的人家裡作客。儘管合法化墮胎的條文在一九六七年過關，但合意離婚的法案卻要到一九七五年七月才公告實施。因此，我的父母得要發明一些具有恨意的動機，來說服法官取消他們的婚姻。作為兩名幻想家，他們找到了達到目的的方法，便是彼此指控對方拋棄與不貞，但私下還是保持情誼，也常帶著新伴侶相見歡。無論有沒有離婚，他們依舊是共產黨員，也因為這政治使命而保持聯繫。不幸的是，他們不斷帶我去人道主義節與其他的革命活動，且總是在我的經期期間，造成我的痛苦。

中學時，我自然而然得選俄語作為第二語言，渡假的地點也因而必須選在友好國度，譬如日耳曼民主共和國❿。我的青春期，有一大部分都在躲避中學校園裡的募兵專員，以及靠閱讀來逃避其他政治活動：閱讀是唯一能讓我父母對我給予足夠尊重的方式，可讓我免於永無止盡的、在新庭市舉辦讓人淋得溼透的音樂會，或示威遊行，或討論共享計畫的枯燥會議。

如果我媽知道賞初經女孩一巴掌是斯拉夫風俗的話，或許她會屈服在這種誘惑之下，邊唱〈國際歌〉（L'Internationale）⓫邊給我來上這麼一記。幸好沒人想提醒她。根據塔札那．阿嘎布欽那（Tat'jana Agapkina）的研究，在俄羅斯廣泛流傳一則風俗，那就是要求母親或家中的另一位女性，給她初經的年輕女兒一巴掌「好讓她臉頰永遠有光彩」：「在白俄羅斯，人們大力掌摑年輕女性，讓她害怕，也讓她從此以後月經規律，而且就算來潮時臉上也有顏色（因此周遭的人就無法猜測她的月經週期）。在賽爾維亞，要讓年輕女孩幸福又有顏色，母親會用初經的血稍稍塗抹她的額頭與眉毛。」6

⓾ 譯註：當時的東德。
⓫ 譯註：是國際共產主義運動中最著名的一首歌曲。

基於一巴掌引起的震撼，這個初潮儀式目的也在於讓人印象深刻，是從孩子過渡到成人的標記：這是我們最後一次被打巴掌而不還手，就像騎士的初始儀式。但歷史卻證明這個耳光並非結束，而是一場耐力考驗的開始，因為就算幾代過去，女性能還手的次數還是寥寥可數。

紅色同時也是布爾什維克⓬的顏色，我覺得我父母應該會把這個生動的風俗，看作一種能刺激我革命情懷的方式。但是，在我成人的過渡時刻，家人遵循的比較像是美洲印第安人的風俗，由父親走出帳幕，向整個部落宣告他的女兒從今天起成為一個女人，而其他人則為他準備草藥薰香。當時我父親長髮及背，呼草量驚人，足以擔起準備草藥薰香的責任。我的母親邀請他和他的伴侶晚餐，慶祝我的初經，並為我準備了最喜歡吃的菜——多芬諾瓦焗馬鈴薯（我祖母的配方）。在晚餐最後，桌上瀰漫著心照不宣的沉默，我父親舉起最後一杯酒敬我，接著用嘲諷的語氣說：「怎麼，聽說你已經變成一個女人了？」

那就是句陳腔濫調，出自當年最紅的妮可・克霍伊希（Nicole Croisille）的歌：「女人，和你一起——，我變成了女人——」妮可有著把任何一首歌都變成聽覺攻擊的天賦，但或許對父親來說也有一點諷刺。這也就是為什麼我在那晚刺耳地回應父親：「不然你以為我之前是什麼？猴子嗎？」

我還記得在這個夜晚之後，某種東西在我心中沸騰不已，卻說不出是什麼。但今天我知道了，將這種私密事件廣告周知，事實上是一種針對年輕女性的暴力，讓她們突然不再屬於自己。現代並沒有任何儀式慶祝男性首次的夢遺，甚至還取了個好聽的名字叫「初遺」。沒人會想要舉行一場家庭晚宴，跟青少年說：「嗯，顯然你昨天射精了？幹得好，你成為一個男人了，你昨晚夢遺量大，該是學著洗自己床單的時候了。」

在《餐桌禮儀的起源》（*L'Origine des manières de table*）一書中，克勞德・李

⓬ 譯註：是俄國社會民主工黨中的一個派別，在俄語中意為「多數派」。布爾什維克派的領袖人物即為列寧。

維史陀（Claude Levi-Strauss）敘述，幾個世紀下來，美洲印第安人如何將經期（特別是初潮期）與嚴苛的節食連上關係：「在各種不同強加於少女身上的食物禁忌中，可以找到一些共通之處。在北美洲的西部與西北部，也是這些禁忌的傳統起源之處，少女不能飲用熱或冷的流體，只能喝溫的。固體食物也必須是溫的，不能生食（例如在時常生食的愛斯基摩人之處），根據休斯瓦普人（Shuswap）所說也不能帶血，另外也不能是冷的；在夏安族（Cheyenne）那裡，還不能是沸騰過的。」[7]

藉由與初潮儀式有關的飲食生活等規矩，李維史陀提供了幾個這類的例子：「當初潮到來，查科（Chaco）與鄰近地區的印地安少女會被懸空綁在吊床上，在連寡（Lengua）部落多至三日，在奇里寡諾（Chiriguano）部族則可能多至三個月。」[8]那個晚上，顯然我並沒有意識到自己可能像乾腸一樣被整整掛上兩個月；但我仍然感到某種壓在心頭上的威脅。

在大人們繼續喝酒、抽菸並談論政治的時候，我走上陽台去看星星。那個晚上沒有月亮。父親過來加入我，遞上一根大麻，像是遞給我一只訴求和平的印地安煙斗。我們花了點時間抽菸，什麼也沒說，我成為了女人，而他並沒有。接著，我便帶著許多問題、許多衛生棉和一大隻尚未離去的布偶熊上床睡覺。

我這輩子再也沒有碰一根大麻。然而，我還是產生了許多讓我不知所措的、不敢問的、沒人能回答的問題。就好像我剛遇見一個巨大的，而事實上全世界都否認的祕密。

青春期，親愛的青春期

我父親，布赫伊，為了點醒我而展開的攻勢持續了好幾個月；他在我迷茫的眼神前發狂似地描述生殖系統。這場戰事的獨特之處，在於推銷月經的正面價值，並且認為對於進步主義與女性主義觀點而言，月經是一片尚待開發的領土。

從此刻開始，關於經痛的對話全都成了對牛彈琴，家中的女性一概認為經痛並不存在。如果我不舒服，絕對是因為我在「做戲」。如果我出現絞痛，那一定是因為我精神有問題，否定自己的女性素質，具有（月經和心態上都）失調的戀母情結（伊底帕斯情結）——或其他陳列店中任君挑選的某種精神分析詮釋。另外，我還必須向蘇維埃女性取經，因為她們能借助共產主義而對疼痛無感。她們像男人一樣進工廠，還能照顧強褓中的孩子。她們有避孕與墮胎的權利。我們並不要求她們具備女性特質，只需要具備革命精神就已經足夠。我猜想她們使用的衛生棉就算在沾染經血之前也已經透紅。

在一九七五年四月的這一夜之後，可以說，我在想到自己的未來時也同樣孤單。

自此，我就像母親提到的那樣，「可以繁殖」了。我的世代是頭一個可以安全展開性生活的世代：避孕藥在幾年前已經合法化，而議員西蒙娜・韋伊（Simone Weil）⓭提出一個好主意，在一九七五年一月十七日，由眾議院投票決定將自願終止懷孕的條文合法化，此時正好離我進入青春期還有三個月。這是一個雙親不知道該怎麼幫我解決的嶄新狀況。他們用沉默與缺乏解釋來傳達對我可能懷孕的恐懼，不是因為怕我失去童貞，而是因為母親對我懷有著與養育孩子並不相容的遠大計畫：聖母峰攻頂、穿越沙漠、學會複雜的外國語言（最好是俄文、阿拉伯文和中文），並寫出一本主題可能會是男女平等的書。為了不影響我，她從沒讓我知道這些計畫。因此也可以說，我是注定要讓她失望的。

我的初經持續了一週，直到隔年夏天才又再到來——當時我與十四歲的愛人在海邊露營，這正是我爸媽最恐懼的事。不過，我和這位愛人只是羞怯地探索了讓我們身體發熱的性感帶，渾然不知在我父系遠祖之地，這些性愛遊戲

⓭ 譯註：猶太人，神秘主義者、宗教思想家和社會活動家，深刻影響著戰後的歐洲思潮。

都是完全能被接受的傳統。在一篇專門描寫阿爾薩斯（Alsace）傳統婚姻的文章中，瑪莉—諾維・德妮（Marie-Noële Denis）寫道，在下阿爾薩斯有一種稱為「來訪之夜」（Kommachten）的風俗，在上阿爾薩斯又稱「Schwammen」：「每個星期二、四、六、日晚上，求愛者有權造訪被追求者的寢室。這個風俗，同時也以『Kiltgang』之名在瑞士、德國和瑞典流傳，直到十九世紀中旬都還存在於明斯特谷地。」9

就像瑪格麗特・米德（Margaret Mead）或布朗尼斯洛・馬林諾斯基（Bronislaw Malinowski）描寫的大洋洲文化一樣，初經讓我能夠免於懷孕也不用避孕措施就發現愛情。另外，生物學也站在我這邊，因為根據現代婦科研究，年輕女孩的初潮通常是不排卵的。⓮ 因此我能做愛而不冒風險，但我們仍有守住衝動的默契，花時間慢慢來。但像我當時害怕成那樣，說不定也沒有其他選項。

我還記得那些沒法下水的漫漫長日，因為我不會使用棉條，所以衛生棉在兩腿間腫成一顆大球。於是我就半著裝待在海灘上，心懷不滿地看著別人游泳。我覺得自己很髒、很羞恥，身上的氣味第一次讓自己手足無措，有時我還痛得不能走路。這不是個開心的時刻，就算禁忌對我並不像以往那樣重壓在我母親或我祖母身上，或像在全世界數以百萬計的女性身上那樣。但夜裡，在帳篷中，我讀著布朗姆・史托克（Bram Stocker）的《德古拉》（*Dracula*），直到疼痛得無法呼吸。

而我與經血的故事才剛剛開始。

⓮ 譯註：大部分女孩即使來了初經，但卵巢發育還未完全成熟，所以初經後的排卵週期不穩定，也不一定會排卵。大約初經後數月至一年才會穩定排卵，有生育能力。

CHAPTER 2
對血的恐懼與靠近

「於是，小女孩產生或誇大了對自己身體肉質的厭惡。儘管第一次的驚奇已經過去，月經的不適卻不會就此消失。每一次月經，年輕女性都會在自身這微微腐敗的氣味之中，重拾同樣的厭惡——那種沼澤的氣味，紫羅蘭枯萎的氣味。」

二〇一五年的十月，瑞典的電視裡播放了一首兒歌〈為月經歡呼〉（Hipp hurra for mens）。與我們想像中的相反，這裡的「mens」並不是表示「男性」，而是「月經」。在引人入勝的音樂聲中，演唱人艾力克斯・赫曼松（Alex Hermansson）熱力四射地歌頌月經：「這是有時會發生在女生身上的事情／她們不想說／或許她們有點尷尬／但這超級正常／只要對她們好一點點／多一點點耐心／只不過是流了點血而已！」然後副歌是這樣的：「月經、月經、月經萬歲，身體功能一切正常，實在有夠讚！」

一邊看著他在紅紅的毯子上彈烏克麗麗，一邊開心地看著血滴濺上攝影鏡頭，另外還有扮成海盜，在衛生棉主題布景前跳著波蘭傳統舞蹈的棉條們，幾乎令人恨不得能二十四小時不間斷地讓經血流淌。SVT電視台兒童節目的負責人培特・布拉傑（Petter Bragee）表示，這段影片的目標觀眾是小男孩小女孩們，目的在於解除禁忌：「我們必須要能夠說出這些最自然的、影響一半人口的事物。」

我不是要找碴，但這影片傳達出的並不完全是我的經驗，歌詞也讓人頗生疑慮。「有時會發生在女生身上的事情」？這感覺有點弱，用「常常」來表現平均二十八天、或二十九天、或三十天……就會重複的月經週期，可能還比「有時」來得適當。總之就是大概一個月一次，而且還會持續近三十年。

我們可以自問，既然這都「超級正常」了，但為什麼女生還是不願意說這些，甚至為什麼她們會感到尷尬。另外，為什麼在這些時候必須要有「一點點耐心」，還要對她們「更好一點點」？說到最後就是兩種分歧的意見：要不這首歌很讚，然後大家一起合唱副歌；要不這根本不真實，那我們就需要補充說明。但我如果是個六歲小女孩，聽到這首歌時也會覺得大家好像隱瞞了些什麼。

我女兒最近寄給我一段影片，是個嗚咽的小女生剛得知她姊姊的「那裡」流血了。這位姊姊爆笑不已，問道：「那為什麼你要哭呀？」小女生回答：「因為你要死了！」同樣的概念，喜劇演員娜維・瑪達尼（Nawell Madani）在某個段子裡，描述一個年輕女混混在發現自己初潮時，震驚大叫：「有人拿槍打我那裡，有人拿槍打我那裡！開戰啦！」

就算有人覺得我精神不正常，但我還是要提醒各位，死亡也是一種自然現象。在「正常」的運作之下，身體會變老、枯萎並死去。我不會對你唱瑞典童謠，除非你是ABBA❶的歌迷，但我吟誦的是祭文，沒錯，你已經蒙主寵召（而且還笨到會去回應），然後就像英國搖滾音樂家大衛・鮑伊（David Bowie）所說的，「塵歸塵，放克歸放克，誰不知道湯姆少校有藥就嗑」❷——灰燼，我們終歸只是灰燼。多棒啊女人，這表示一切都沒問題，反正我們終有一死。所以為了緩解這個令人沮喪的想法，大自然提供我們把基因傳遞給下一代的可能，好延續生命的大冒險。至於宗教，則致力於說服我們劇情在最後一季結束後還會繼續，只是就算最虔誠的人，也知道來生可能不過是一則隱喻。

在本書裡，我選擇跟各位訴說月經歷史中見血最多的——有時也是最驚人的——故事。要想像我經歷過的那樣，理解月經的祕密，其實並不容易。在關於這個現象的神話、真實、迷信和最新科學知識之間，月經的禁忌具備最多樣的樣貌。如與恐怖片或趣味插圖之間有所雷同，可能純屬巧合。

紫羅蘭枯萎的氣味？

一九七五年，一般人會說「解放了」的我家女人們，認定月經既不髒也不痛，而我肯定是太誇張，和我將一切事物都悲劇化的個性相符。所以我以為自己瘋了，因為我月經來時會痛，還覺得自己很髒——說起來，我與女性朋友們最終極的恐懼，就是屁股在大白天裡浮現出惡魔的血印（其實就是月經漏出來的意思）。

不知道是著了什麼魔，我有一天在看電視時把一片衛生棉從內褲上拿下

❶ 譯註：瑞典流行樂團。
❷ 譯註：〈Ashes to Ashes〉的歌詞。

後，忘在客廳沙發上便去睡覺了。隔天，母親把我拉到一旁，對我說她新的未來前夫❸在早上發現了此一違禁物品，而隨意棄置髒的衛生棉並不完全符合溫莎公爵生活守則（母親教育我禮儀時最喜歡的句子就是：「你這樣子，到時候要是英國女王邀你拜訪時該怎麼辦？」——到現在為止我還一直在等待這個邀約……）。

我還記得自己當下的羞愧感。但在這個「不適當」的動作背後，肯定有個無意識的動機，就像當時我回應的：「不然呢，我想說這又不髒，也是可以談的話題啊？」幸好母親沒有為了讓我能克制自己的叛逆就把我掐死，不過她還是把我跟我的問題丟在一邊沒做出任何回應。

就算是在困難時刻總能支持我的文學，也避開了這個主題。我還記得自己搜遍圖書館，就為了找到能幫助我理解自己身上發生什麼事情的書籍。在我青春期的那幾年，只找到兩三本有談到這類問題的書，瑪赫伊・卡迪瑙（Marie

Cardinal）的《那些字說這些事》（*Les Mots pour le dire*），說的其實是子宮出血，也就是未完成的月經；還有安妮・勒克列克（Annie Leclerc）的《女人說》（*Paroles de femme*），我讀到書裡這段看似詛咒的邪惡敘述：「毫無疑問地，經血是女性認定在自己的性事中最可鄙的、最羞愧的，最痛恨的部分，就算其他還有遠遠較此更困難、更恐怖的事情（特別像是分娩）。」[1]

但有一本書給了我一點救贖：西蒙・波娃（Simon de Beauvoir）的《第二性》（*Le Deuxieme Sexe*）。我在十七歲時讀了這本書，其中總結了我家女人的主要觀點。然而，儘管讀這本書時讓我燃起熱情，但我還是處於飢渴之中。因為，在這些於一九四九年首次提出女性打破性別限制、迎向世界的可能性，充滿解放性的字句之間，卻時常又加入了痛恨女性特質、母性、甚至女性生物性的反思。

❸ 等到我辨識出所有成員之後，我的家庭組織可以另外寫上一整本書。敬請耐心期待。

在閱讀時，首先因為主流文化將月經汙名化，接著是在接觸女性主義之後我自己也鄙視月經，將伴隨月經而來的困苦，歸因於我個人想像力或人格的孱弱，我因此感到雙重的羞愧。

在這個矛盾的核心，我找到了自己在一九七九年用灰筆標出的段落：「於是，小女孩產生或誇大了對自己身體肉質的厭惡。儘管第一次的驚奇已經過去，月經的不適卻不會就此消失。每一次月經，年輕女性都會在自身這微微腐敗的氣味之中，重拾同樣的厭惡——那種沼澤的氣味，紫羅蘭枯萎的氣味。」2

某種微微腐敗的氣味？沼澤與紫羅蘭枯萎的氣味？我在海邊長大，花園裡就有一大片紫羅蘭，我常會躲在園裡一個有金魚的小池子旁。父親知道我這個嗜好，就叫我小紫花，母親也常送我紫羅蘭香水。我知道紫羅蘭枯萎的氣味，卻從來不覺得這跟月經的氣味哪裡相像，更不用說沼澤或死水的氣味。

經血是有種氣味沒錯，就像汗水或尿液，還會隨著不同的時間點、不同的人而有所差異。我個人非常喜歡玫瑰、檸檬、橘花的香味，但我也喜歡乳酪、大海、溼土、雷雨、割草、蜂蠟、汽油、火焰、烤肉、新剝番茄、羅勒和生蒜的氣味。你可曾注意過腋下的味道超級像洋蔥？你厭惡洋蔥嗎？我是不會。幾千個日子以來，經血都是我體味的一部分。這種氣味能喚起對紅肉的味覺記憶。狗能輕易地辨識出來，有時連我也能暗暗聞到，因為這是一種受人喜愛的已知氣味。儘管我們被教導要對此感到羞恥，儘管幾千年來在我的女性基因裡註記的限制，以及廣告裡總是堅持「在這些日子裡也要保持清新」，但我從來沒有厭惡自己到覺得那是沼澤的臭氣。

有人說，當我們討厭某人時就不會再聞到他，這裡我們應該說反之亦然。我喜歡那些與我親近的人身上的味道，腋下的味道，或從愛侶身上散發的更加禁忌的氣味。用除臭劑或香皂等人工香劑把這些全都掩蓋住，對我來說跟犯罪沒兩樣。

代號「蝶翼」

四十年後，就像「勇闖女性主義」（Osez le feminisme）❹於二〇一五年發起「血無禁忌」（Sang Tabou）的倡議活動中提到的，人們對於月經的首要成見就是又髒又臭。但這種想法讓人更驚訝的是，在歐洲社會裡，對於衛生並不總是有既定的標準。使用肥皂與日常盥洗等等都相當晚期。在我小時候浴室是種奢侈品、刷牙可有可無，而在學校的牙科衛生課程之前，沒什麼人在意這些。

在法國，每個人都愛在吃飯時談論自己的消化狀況，但在母親攪拌沙拉時問她有沒有衛生棉，一般來說卻不是一件妙事。我們知道法文中的「一切好嗎？」（comment ca va?）或「您都好嗎？」（comment allez-vous?），以往是用來詢問對方的消化狀態，說的其實是「您排便都好嗎？」（comment allez-vous a la selle?）。十八世紀時，人們坐在有洞的椅子上大便，談天說地，一點都不尷尬；而尿液的清澈度、氣味或排尿頻率，總會引人侃侃而談。吐痰、冒汗、流淚，乃至於餵奶，並不會像見血——尤其是經血——那樣，讓敏感的靈魂產生恐慌。

直到今天，無論是瑞典那位唱著歌的艾力克斯，或其他為經血倡議的行動者們，都付出了值得表揚的努力，卻還是沒有人會越過電腦宏亮地喊：「嘿，你有沒有棉條？我流血流得跟頭公牛一樣。」就像我們說像公牛一樣流血，卻不說像母牛；我們會說優質牛肉，但卻說這頭瘋母牛❺。簡單來說，只要是雌性字眼，就會在拼字遊戲中失分，更別說想要加分了❻。我有個女性朋友就曾經表示，她必須要為衛生棉找出一個暱稱。所以她不說衛生棉，而說「蝶翼」，以免讓兄弟與父親不舒服。同樣地，根據二〇一五年成立的女性主義網站「月

❹ 譯註：法國的女性主義運動團體，自二〇〇九年成立以來，廣泛針對各類女性議題展開社會遊說。「血無禁忌」也是由該組織所發起的運動，試圖改變法國社會對經血的禁忌。

❺ 譯註：法文中公牛（boeuf）與牛肉（boeuf）同字，為陽性名詞，母牛（vache）則為陰性名詞。

❻ 譯註：歐美國家盛行的拼字桌遊 Scrabble，依其遊戲規則，只要玩家占據特別標示的格子就可以加分；此規則被用來比喻法文中一切屬於雌性詞彙的事物都無法占據重要地位。

經狂熱」[3]上，校長兼撞鐘的記者傑克・帕克（Jack Parker）的說法，「人們並不會因為流鼻血而感到羞愧」。這差別或許在於人們不是每個月都流鼻血，也不會因為擤鼻涕就生個小孩，更不會因為挖鼻孔就高潮——儘管那是很舒服的。

希波克拉底的傳道

希波克拉底這位醫師們的祖師爺，得負起造成我們對月經有錯誤認知的重大責任。他觀察到許多女性在月經前幾天會苦於偏頭痛、痙攣、情緒不變、肌肉痠痛，而這些問題都會在月經到來時停止。他由此得出結論：必須流血才能保持健康，因為這會排出「劣性體液」，否則就會任其汙染器官。「無經女性流鼻血，是好的。」[4]他在著名的論文中這樣表示，這樣一來，女性就可以排出因為「過多」而會毒害身體的血液。根據馬丁・溫克勒（Martin Winckler）的研究，就因為如此，希波克拉底才得以發明持續使用到十九世紀的放血排毒療法。[5]這種療法男女通用（儘管懷孕也適用），讓許多接受治療者藥到「命」除。

這個觀念持續了非常久，直到約一世紀前的一九二〇年，貝拉・席克（Bela Schick）醫師還發展出月經毒素理論。在他將美麗的玫瑰花束送給一位年輕女孩之後，卻不悅地見到玫瑰隔天就枯萎了，因而歸結出感到不適的女性會產生不良分泌物，幾乎能使任何東西腐壞，就從植物開始。這個理論很快就被推翻，但卻證實了大眾文化裡根深蒂固的成見，還能一路溯源到希臘羅馬時代。

我二十歲的女兒最近也跟我說她不想持續吃避孕藥，因為月經讓她能排出「危害」健康的血液。比起經血，這個幻想對女性健康更加有害。更何況，在兩次避孕藥週期之間所排出的血液，與月經並沒有太大關係，那只是某種荷爾蒙對愚蠢的下視丘所施展的詭計，讓後者誤以為它該命令排卵的女性已經懷孕。這完全不是月經週期結束，事實上這件事並沒有發生，所發生的只不過是荷爾蒙的遽降引發排血的訊號，卻並不排出子宮內膜，因為沒有排卵時，子宮內膜也不會出現每月的增厚。

另外，這成見讓人疑惑的是，為什麼只有女性才需要每個月都清出一劑汙血。說到底，若要消滅毒素，我們還有其他非常有效的方式，譬如說大小便等。若要消解憂鬱，我們有能潤滑雙眼並充滿抗體的淚液。汗液能調節體溫並釋放某些具有吸引力的費洛蒙。至於精液，每個人都知道會造成懷孕。網路上不時會有謠言擴散，企圖讓我們相信精液對健康有益，而女性吸收精液也可以預防多種疾病。但和精液相比，現代科學卻證實，經血在離開子宮頸之後就不再有確實的作用，只不過是一道生殖失敗的標記罷了。

這或許就是我們瑞典朋友提到的恥辱。因為根據精神分析師瑟吉・梯瑟宏（Serge Tisseron）表示，恥辱扮演著重要的社會角色：「羞愧只會影響到自我期許，而罪惡感則會激發喪失親友情誼的焦慮，但相對之下，恥辱更具有威脅性，讓自己更加確定將成為周遭人群談論的主題。」[6]因為恥辱能使人方寸大亂，被排擠至邊緣。梯瑟宏指出，它是「專屬於主宰力量的武器，用來對付每個脆弱的個體」。

老普林尼的鏡子

說到把經血妖魔化，老普林尼（Pline l'Ancien）在各方面可是都輕鬆勝出。長期以來他那部都被後人視為正典的著作《自然史》（*Histoire naturelle*），其實是內容一則比一則更瘋狂的迷信大全。書中判定：「我們很難找到比經血更惡劣的事物。一位經期來潮的女性只要接近甜酒就會使其變酸；只要觸摸穀物就會減少收穫、害死根苗、灼燒花園裡的植物；坐在果樹下會使果實掉落；她的注視會磨損鏡面，損害鋼鐵與象牙的光澤；蜜蜂會死在巢中；青銅與鐵器同樣迅速鏽蝕，還會發出一股惡臭。嚐到經血的狗會變得瘋狂，咬出的傷口會感染某種無法治癒的毒素。另外，像瀝青這種黏稠的物質，在一年之中的某些時候，會從稱為瀝青池的陰暗池中浮上水面，能緊黏上一切事物，無法分離，卻可以用染上這種病毒的繩線予以切割。就算是像螞蟻這種微小的動物，在感知到那種影響時，也會拋棄自己攜帶的穀粒，再也不會去搬運。每三十天，這種病毒性的溢流就會回到女性身上，每三個月又會有一次滿潮。」[7]

老普林尼甚至認為，一位女性「若在日出時到初生的葡萄樹前寬衣，就會使其腐壞」[8]。我是不知道在耶穌時代的早晨，到葡萄園裡裸奔是不是很流行，但在西元二十三年出生的老普林尼，卻認為一位月經來潮的裸體女性，可以撫平海上的風暴。這些亂七八糟的意象，讓我覺得自己祖先有某一部分的休閒活動被奪走了，而今天我則不幸地與這些活動無緣。在我位於馬賽山坡上的家族，我的曾祖母米哈顯然有著激起風浪的習慣，她家已經有好幾個男性命喪大海。當然，我不知道當風暴映在她的藍眼中時她是否裸體。根據我家中的傳說，她還想過要從自家屋頂跳下，企圖阻止自己的兒子去做商船船員，而他因此放棄了一生的夢想，到尼姆去當個無線收音機修理工人。

不管是讓啤酒與葡萄酒變酸、讓牛奶變質、讓醃牛肉或豬肉腸腐壞，我們賦予流血的女性們有如煉金術般轉變物質的能力，甚至還有殺蟲能力。在二十世紀初的法國安茹（Anjou），我們依舊把月經來潮的女性們送到包心菜田間奔跑，以去除毛蟲，就像讓—亦夫・勒諾（Jean-Yves Le Naour）與卡特琳・瓦隆提（Catherine Valenti）報導的那樣。[9]在到我家位於馬賽附近的小屋渡假時，我還蠻想要有這種殺蟲能力的。不幸的是，蚊子們對我兩腿間流出的血，從來就沒有太大的反應。

經血除了具有所謂的邪惡要素之外，我們同時還賦予它治癒痲瘋、痔瘡、痛風、癲癇或偏頭痛等等的能力。希臘學家歐迪勒・特黑許（Odile Tresch）就如此敘述西元前四世紀的社交名媛萊依・德寇涵特（Laïs de Corinthe）：她送給人「墮胎的方案、節育工具，或相反的，含有經血的助孕器物；此物也用於治療痛風、淋巴炎、腮腺炎、瘤瘢……將其塗抹在腳底有助痔瘡恢復；磨製成粉時，它能作為勞累與頭痛的藥方成分之一，對女性特別有效。最後，除了能有效清除瀝青之外，浸泡經血的一條線繩或一塊布料，還能治癒瘋狗咬傷、去除狗咬傷導致的懼水症，治癒三日熱或四日熱，最後這兩個症狀也可以藉由在經期初日的性交來治療」。[10]

我們將會看到，經血的這些醫療性質，會在二〇〇七年獲得令人鼓舞的科學證實，但在閱讀這些文字時，真正讓人感到憂心的，是對於那些與經血無關的災難性預言：在今天，穀物的繁殖力確實被基因改造有機體所削弱、蜜蜂被殺蟲劑毒死、石油也造成中東的血腥衝突。禁忌與否，我們都得承認，女性的血早已被換成其他效果更強大的瘟疫了。

血糖還是無糖？

藉這個轉換的機會，我提議來一段情色世界的短暫旅行。在YouPorn網站上鍵入「經期性愛」就可以搜尋到常見的肛交、黃金雨或噴尿，還有幾張稀少的帶血抽插的影像，沒有對經期女性口交的場面，但吹喇叭的畫面則片片相連到天邊。

有個非常封閉的俱樂部，裡面的男性會因為浸染經血的內褲與衛生棉而感到興奮，這些物件是從專門網站取得的，我們在影集《勁爆女子監獄》（*Orange Is the New Black*）第四季裡，也可以看到一個美國監獄的受刑人組織汁液橫流的走私管道，將髒汙的內褲運給這些熱愛雌性氣息的人們，對這些孤獨的行家們而言，經血成了一種令人讚賞的精緻香氛。而對於好奇的人，則學到如何把醬油和Gorgonzola乳酪混合，以求成功地模擬出這種氣息。

在十七世紀，一位博學的浪蕩客讓—賈克・布沙（Jean-Jacques Bouchard）在一本奇書[11]中，談到他的主角歐黑斯特（Oreste）如何為了治癒自己的無能，便與一位帶經血的女傭發生性關係。對不懂古法文的人而言，這篇文字相當模糊。但我們還是能了解，他的愛人阿莉斯貝（Allisbée）描述自己月經來時使用的說法是「我的糖來了」。歐黑斯特談到如何在她身上做許多實驗，看看經血到底從何而來，並確認「醫師們所說關於經血的事是否都是真的」。

在這裡，他致力於駁斥那些說這種液體能「殺死花草與葡萄花苞」，還會「使狗瘋狂」的說法。在用經血浸滿「自己的舌頭」後，歐黑斯特又揭穿了經血「苦澀並具侵蝕性」的妄語，並強烈懷疑「正在綻放的女性們能只靠照鏡子就能損壞鏡面，或能使鹽滷敗壞」。在讓阿莉斯貝相信男性也「是用糖做的」之後，他邀請她藉由搖動他的器官來刺激噴發，她也接受了，只因為男性也會流血的想法，對她而言太過不可思議。她的懷疑是有道理的，因為最後她的愛人身上放送的，跟血一點關係也沒有。這讓阿莉斯貝先是「爆出笑聲」，接著立刻感到羞愧與恥辱。而後汁液風乾了，慾望也回來了，這對愛人在結尾時描述他們的性愛遊戲，用的句子是「招引蜜糖」。

蛋不破就打不出美乃滋

今日，再也沒有人認真記得自己在經期時是否能做出美乃滋，主要是因為我們只要去超市就能買到美乃滋、番茄醬，以及其他由農產食品加工業生產的非體液之液體，（幾乎）再也沒有人能自己打出美乃滋。

但在一九七〇年代並非如此，當時圍繞在經血旁的迷信還相當根深蒂固。

那時初生之犢不畏虎的我，有天只是因為好奇心，便親手測試了一下這個詛咒。

那時我們在馬賽附近渡假，每年我們都要回去，度過一整個充滿海洋奇趣、冗長的紙牌遊戲和親情倫理戲碼的夏天。我父親掌管這間在五十平方公尺裡堆疊超過一打人的小屋——朋友、孩子、青少年、情人與老朋友——同時也在附近乾涸的河道上搭起拼湊出來的帳篷，在杏仁樹之間拉起吊床，這些都是為了舉辦至少三場宴會所做的準備。家人和鄰居都會出現，品嚐燜肉、橄欖油蒜醬、魚湯或蔬菜蒜泥湯，我們會花整個晚上討論這些菜色的作法與理想的食材。爭議總是相當煞有其事：燜肉要不要用麵粉勾芡？該放橘皮還是檸檬皮？搭配麵條還是甜薯比較好？魚湯能不能放麵包丁、蒜泥蛋黃醬、粉絲、格呂耶爾乾酪絲？至於蔬菜蒜泥湯，用攪拌器取代木杵的時候，是不是要改變鹽的分量？

那是一個「我來了」的日子（「那些日子來了」，今天已經不再使用這個方式來描述月經），那一天也是理論上應該由我負責的橄欖油蒜醬晚宴。我父親做了鱈魚和配菜，而我負責打發成分與美乃滋接近、只是多了很多蒜的油蒜醬。結果，這成為一場永恆的挑戰。油蒜醬打不發，不管我怎麼努力都不行，我媽不見人影，無法拯救我不致名譽掃地。十幾二十個人還等在桌旁。我肚子不舒服，不能游泳，根據父親的說法，我的臉拉得有六呎長，一心只想逃去跳舞，因為我的摯愛——那個夏天我常偷看的男生——就在村中的舞會場上。而這該死的油蒜醬還增加我的苦難。

我父親為了要收場，突然問我為什麼不用棉條好讓一切更簡單，省得因月經來而搞出這麼多花樣。一切就在我家這種特有的帕紐❼式對罵中戛然而止，我決定逃離現場去跳舞。至於那頓晚餐，直到今天我都不知道是怎麼結束的。

腹中的恐懼

對於十九世紀的人類學家薩羅門・韓納克（Salomon Reinach）而言，「通常造成禁忌的原因，是對危險的恐懼」[12]。根據韓納克的說法，這種要命的危險、對神聖懲罰的恐懼，是一種「魯莽簡化」的結果：「某天，我早上出門時遇見一條蛇，所以跌倒受傷了。」因此，就算在蛇與跌倒之間並不存在因果關係，但是每次我遇到蛇時都會害怕跌倒受傷。

不過，韓納克的隱喻其實並不像表面上看來那麼單純，事實上我們可以在《聖經・創世紀》的故事裡看到夏娃遇見蛇，導致人類墜出（「我跌倒了」）天堂的原型故事。我們看到耶和華「又對女人說：我必多多加增你懷胎的苦楚；你生產兒女必多受苦楚。你必戀慕你丈夫；你丈夫必管轄你。又對亞當說：你

❼ 譯註：指馬赫塞・帕紐（Marcel Pagnol），法國知名劇作家，其作品以生動描繪馬賽附近鄉間小人物的故事而著名。

既聽從妻子的話，吃了我所吩咐你不可吃的那樹上的果子，地必為你的緣故受咒詛；你必終身勞苦才能從地裡得吃的。」[13]哈利路亞，我必須用雙手雙腳指出，三個最大的一神信仰，對此的說法都是一致同意的。❽

只是，和韓納克的隱喻相反，月經特別的地方是，被「魯莽簡化」的月經並非什麼獨特的事情，而是一個持續發生多年、間隔相對規律的現象。我們可以想像一代又一代的智人與尼安德塔人見到女性流血、懷孕、生產，在世上留下女性以及男性的小型人類時，對此流傳下來的疑問。

我們知道，人類分娩是個特別危險的時刻。根據美國人類學家與生物學家溫達・崔瓦森（Wenda Trevathan）的研究，人類的生產甚至比動物界中其他所有物種都要更痛苦。[14]這顯然是個大膽的宣稱，因為其他物種個體遭遇的痛苦，從定義上就難以量化，就算是我們同種之間，每個人之間痛苦的程度也有可觀的差異。但還是必須注意的是，人類初產孕婦平均生產時間是九小時半，是雌性黑猩猩的五倍、海豚與鯨魚的十倍時間。而生產手術也不是好玩的。

這一切都從三百五十萬年前，當我們的遠祖決定要站起來的時候開始。用雙足行動，需要我們改變身體結構，將骨盆向前推動，導致此後嬰兒若想出生，就得在狹窄的出口內開闢出一條通道。另外，我們的物種在兩百萬年間讓自己的頭變得很大，頭顱從六百立方公分遽增到一千五百立方公分。這個全新的頭圍，除了在適應帽子尺寸上造成不便之外，頭顱的膨脹也在生產排出時，造成另一個更實際的問題。為了避免頭顱太大造成卡關，女性的妊娠期才會只有九個月，而鯨魚則有十八個月可以慢慢雕琢自己的小鯨魚，大象也有二十二個月來打造小象。至於我們，則被迫推出還需要很長時間才能走路、站立、進食或進行其他生存所需活動的人類。

我們可以想像遠祖們——無論是雄性還是雌性——在生產時所遭遇的恐

❽ 譯註：此處指同奉《舊約聖經》為教義經典的猶太教、基督教和伊斯蘭教。

慌。這件事通常發生在山洞深處，既沒有半身麻醉，也沒有用來讓人在兩次噴血收縮之間放鬆的精油蒸氣。女性的血，生產時流的大量的血，最好的結果也不過就是多了個小孩。認真想想，兩世紀前的新生兒死亡率大概是千分之十，比今天高了一千倍。生一個嬰兒簡直是英雄般的行徑。

儘管我有點年紀了，但還沒有在史前時代生活過，也不知道打獵求生是怎麼回事，不過我還是可以想像受到鮮血氣味吸引的掠食者，又更增加了我們在洞穴中先祖的困擾。從這點來看，韓納克假說中「禁忌的原因是對危險的恐懼」，也可以說是相當實際。

另外，女性在經期時，養成了將自己隔離在一個受保護地帶的習慣，這也是因為要保護部族並遠離掠食者。許多人類學家，包括英國的克里斯・耐特（Chris Knight）[15]在內，都認為這種自願隔離可能讓女性發展出某種薩滿式的靈性，並在所有文化中都留下了這樣的痕跡——尤其像是壁畫，根據近年研究，可能不是由男性，而是由女性所創作。[16]就是在這些自願退隱的時刻，她們才有時間去探究這個世界上的許多謎團，然後短暫成為這個世上的神祇。是她們才能從日常活動中再提出時間，去思考、計畫，遠離男性的壓力，以彼此適應且和諧的方式組織集體生活。根據克里斯・耐特研究，也是女性擔負了部落裡分配食物的責任。[17]這位人類學家甚至認為當時的女性還會（我說的可是年紀不到兩萬歲的人不會知道的事）執行「性罷工」，拒絕那些沒有帶回足夠肉食的男性。也是在這些時，她們發現刺青與人體繪圖等「標記身體」的功能，能夠指出她們不能碰，或她們又能碰了的男人。

我想，某天她們肯定極其驚訝的發現，男性們也在她們離開時自行組織起來，而噴湧的血——來自捕獵、戰爭、其他暴力等——將逐漸取代她們雙腿間流出的血。

禁忌與汙名，戰在一起？

根據人類學家丹尼爾・德寇培（Daniel de Coppet）研究，法文中「禁忌」（tabou）這個詞是由著名航海家詹姆士・庫克（James Cook）於一七七八年途經夏威夷群島時，從坡里尼西亞語彙中借用的。[18]這個詞彙源於兩個不同的字，「ta」意為標記，「pu」則表示強烈。因此整個詞彙的意思就是「強烈標記」，意思是承載獨特而殊異的記號，用來警示某種危險，並要求尊敬或走避。相反之物則稱為「noa」，意思是日常的、一般的、允許的。

直到今天，這個字依舊具有多重意義，同時也代表被禁止的、不純的、危險的，以及神聖的、神祕的、受到神力投注的。因此，經血（在大溪地語中稱為toto）在坡里尼西亞文化中是一種「tapu」，也就並不令人意外了。許多論者甚至推斷「tabou」一詞也可能來自於坡里尼西亞詞彙「tapua」，意為「月經」，但若查閱法語—大溪地語字典時，此種這種假設則無法獲得求證，因為「tapua」

一詞意謂「用肥皂清洗」，而經血則是「havari」。

我們可以看到借自古希臘「stigma」的「汙名」（stigmate）一詞，與「tabou」所指的是完全一樣的東西：「用烙鐵標記」。女性月經來時所受到的汙名化，因而是tabou的某種西方版本，而我們也會看到女性在今天西方社會的猶太—基督教文化之下，仍舊承受著多重的詛咒。

那麼，月經的禁忌究竟從何而來，為什麼幾乎在每個文化裡都能見到呢？對薩羅門・韓納克來說，這與生存定律有關，因為「高等動物不只遵循我們稱為直覺的，殘存的先祖經驗；它們在運用身體的能力時也會受到某些顧忌的阻礙。俗話說同類不相殘，但人類反對那些例外狀況的事實，更加確認了這條定律。這種對於讓同類流血或自食其肉的顧忌，可能並非原始生物性；在所有幼雛需要哺乳或保護的物種之間，這種顧忌是讓它們能夠受到保護的重要條件」[19]。

因此，禁忌總會與物種生存有關係。另外，在懷孕一事上，根據亞里斯多德（Aristotle）的一篇論文，我們還賦予了經血與精子同等的地位；在他許多天馬行空的觀察之中，還確認了女性的牙齒數量少於男性。生於二世紀左右的希臘醫師蓋里恩（Galien），則預見了女性精液的存在，於子宮中與精子混合以產生胚胎。但他也認為經血可能以某種形式被精子「凝結」並產生肌肉。這種想法在中世紀時依舊廣為周知，人們認為經血是滋養胚胎使其成長的元素，因此解釋了為何懷孕期間不流經血。接著，這種血會轉變為母乳，直到月經重新來潮，表示身體準備好滋養全新的胚胎。

職業上的月經規則

月經是多數人臆測的對象，在所有社會裡都維持著一種神祕感，並在某些看似與性別成見距離甚遠的領域之中，造成意料之外的後果。人類學家阿朗・帖斯達（Alain Testart）因此用月經來解釋性別分工的禁忌。在《亞馬遜與廚娘》（*L'Amazone et la Cuisinière*）一書中，他提醒這種分工一直到今日，幾世紀以來都不曾改變。[20]根據一位研究原始工作分化的美國研究者G・P・莫爾多克(G. P. Murdoch)的調查，帖斯達以製造活動為例：「剛硬的物質幾乎總是由男性處理：金工九九・八%是男性、木工九八・八%、石工九五・九%、骨頭、獸角或貝殼工則是九四・六%。柔軟、溼潤與有彈性的物質則多半由女性處理：紡紗有八六・四%是女性、陶器製作七八・九%、編織有六七・六%、織席六二・四%、製籃五七・五%、皮革四六・八%。」直到今天，這些分工都維持著一定的穩定性，就像打獵和垂釣等活動的性別分配，依舊由男性宰制，掌握壓倒性的多數(值得提問的是，在這些狀況下為什麼會有狩獵女神阿耳忒彌斯，我們在第三章與第六章將會提及這個主題)。

對阿朗・帖斯達來說，把女性排除在這些見血的活動之外，並不能用女性較不強壯或活動力較低的理由來自圓其說。這些「自然主義」的說詞無法成立，因為像美洲原住民因紐特人獵捕海豹時，是站在一個冰上挖出來的洞旁邊一動也不動，這活動也並不特別要求肌肉力量。其他時候，女性也參與打獵，但只捕捉小型獵物或參加圍獵。所以造成差別的並不是活動，而是所使用的工具，阿朗・帖斯達接著說：「女性不能使用的工具，都是那些會造成流血的。」男人有大把尖刀、劍、砍刀與其他刀斧，女性則是挖掘的棍棒和小尖頭，當然也可以造成出血，只是無法血濺七步。

而這個工作上的性別禁忌是否和女性賦予生命，所以不能製造死亡有關？對帖斯達來說，這個解釋有點太簡短。他偏好的理由是：這個禁忌是對於象徵意義的禁令，避免混雜不同的血（經血與噴灑的血）。據他表示，這也導致了至今仍為人所知的性別分工。這種禁令明顯地與近親相姦有關，也基於對近親繁殖的恐懼。我們可以說若是對月經的歷史有興趣，我們便不偏不倚地接近了人類社會的基礎。

連對醃製物的禁令都與此相關，因為在所有犧牲祭典之中都會出現鹽。鹽除了能阻止食物的「腐壞」之外，也會被用來清除酒漬（其實根本就沒用），這完全只是因為在想像中，鹽被認為可以用來消解某些隱喻為血的飲料。至於有關葡萄園與葡萄酒等的迷信，只要記得天主教徒在聖餐時，會跟隨神聖的定規，飲用聖餐儀式中的「耶穌寶血」（葡萄酒）即可（我會在第三章和第八章再回到這個主題上）。

而若說到蛋之於美乃滋的關係，我們也可以用血來解釋。阿朗・帖斯達解釋蛋黃並不是黃：「蛋黃在義大利有個特別的字眼『tuorlo』，也稱為『il rosso』，意思是紅色之物。」[21]他提醒，在西方，蛋始終與復活節，也就是耶穌復生有關；而在此處月經與蛋的關係裡，他看到某種不可行的、危險的混血象徵被喚醒了。

至於我的母親，則向我解釋在這個恐怖的一九七九年夏天，我做油蒜醬之所以失手，完全只是因為我是從冰箱裡拿的蛋；若要成功打發美乃滋，所有食材必須要有同樣的溫度。但最後的判決則來自我的加泰隆尼亞家人，根據他們所說，真正的油蒜醬根本就不含蛋。必須耐心地邊壓碎蒜瓣，邊跟同溫的油一起打發，必要時拿一顆煮熟的馬鈴薯或麵包加以稠化。至於耶穌基督的事情，我家的烹飪專家們則像異教徒似異口同聲地認為，還是置身事外比較好。

CHAPTER 3

血之詛咒

由男性主動挪用經血以取得權力一事，在其他許多社會、許多年代裡也有相關的證據。這並不是要比較或連結不同的文化與時期，而是要證明與今天遭受扭曲仇恨的境況相比，經血可以受到欽羨，卻也可能因為是禁忌而受到雙重對待：一方面，是被禁止、被隱藏的汙穢之物；另一方面，則是某種高潔的、神聖的、強大的東西。

在我青春期時，朋友圈裡最常用來表示月經來的說法是「英國人登陸了」。我一直和大家一樣，以為這裡指的是一九四四年六月的諾曼第登陸，但其實這個說法可以追溯到一八一五年，法國人輸掉滑鐵盧戰役時（「滑鐵盧！滑鐵盧！」瑞典ABBA合唱團在一九七四年唱著，瑞典在本書主題上真的走得很前面），當時占領法國的不列顛人穿著紅色制服，因此有了這個諷刺的對比。在某些家庭裡甚至會用「紅軍」來取代英國人，但我相信自己的雙親是不會讓我用對月經的暱稱，來褻瀆從納粹主義手中拯救了我們的蘇維埃英雄的。

直到今天，在比利時或希臘，人們還會說「俄國人來了」；在荷蘭則是用「升起紅旗」，甚至升起「日本旗」表示。荷蘭人愛說「法拉利到門口了」或說那是「水雷時刻」，指的是使用衛生棉條的人。大眾用語中則多的是將月經影像化的說詞，像是：她的花、她的虞美人、她的日子、她的月亮，最有詩意的是她的玫瑰經，最美味的則是她的番茄醬或番茄果泥。在其他國家，人們常用有客人來訪表達：在波蘭是奶奶來、在美國是阿姨（浮潙阿姨〔Aunt Flo〕，借用flow一字的「流淌」之意）、在德國是表親，而在義大利則是侯爵。

除了阿朗・帖斯達將月經禁忌與「血液混雜」的焦慮，例如近親相姦，或相反的與異族通婚等連結之外，與男性在戰場上流下的鮮血相比，女性的血同時也是傳宗接代之血、宗族之血，怎麼不見這些大眾用語以民族之血稱之呢？

對我來說，我喜歡「大姨媽」（ragnagnas）這詞，這個說法來自一個加斯科地方的詞彙「arrouganh」，意思是慾望或渴望。有上百個字可以用來描述我的月經，但我對於自己在一無所知的情況下，選擇了唯一或差不多唯一的字彙感到自傲，儘管指涉的東西賣相不佳，但這詞還是挺好用的。

然而，在所有用來描述月經的說法裡，我最偏愛的是父親說的「有母熊來」（avoir ses ourses，或「有熊來」）。這個用法起源有點模糊，有些人認為這是「她的日子來了」（avoir ses jours）的口誤，因為這個過時的說法今日已不常使用。

另外也有人認為這是指月亮女神阿耳忒彌斯（Artemis）❶，因為她的名字即是「強壯的母熊」之意。

有母熊來

根據亞里斯多德和普魯塔克（Plutarque）的觀察，熊是「躺著交尾，有時靠兩腳站立並行走，像是人類母親一般哺育幼兒」。因此希臘學家莉莉・卡義爾（Lilly Kahil）表示，阿耳忒彌斯和母熊之間最直接的關係，可以用熊是最接近人類的動物這個事實來解釋。[1]

熊是歐洲分布最廣的圖騰。我們可以在許多尼安德塔人以來的史前洞穴中找到牠的蹤跡——人類通常會趕走洞穴中的熊後進駐，並將其化成洞穴裡的圖騰。在西伯利亞，女性薩滿被稱為小熊。在歐洲至少有三個大城市選擇熊作為市徽：柏林（Berlin意即「小熊」）、馬德里與伯恩。而我的童年則是在觀賞電視劇集《小朋友晚安》（*Bonne nuit les petits*）之中度過的，這個節目講的是小榆、尼可拉和熊熊的冒險故事，我則抱著自己的熊熊一起收看。直到今天，在所有兒童絨毛玩具之中，西方世界最受歡迎的還是熊。自從西奧多·羅斯福（Theodore Roosevelt）在一九〇二年拒絕殺害一頭幼熊之後，就給了某玩具商一個點子，製作出稱為「泰迪熊」的絨毛玩具——泰迪即是西奧多的縮寫。

透過「有母熊來」的月經說法，月經在此與圖騰結合，就像心理學家佛洛伊德的定義：「首先，圖騰是團體的祖靈。其次，它的保護精神與善意會送來許多先知，儘管對別人造成危險，卻能認得並保護自己的孩子們。那些有同一個圖騰的人們因而遵循同一套神聖義務，冒犯者自會受到懲罰：不可殺害（或摧毀）自己的圖騰，克制自己不食其肉，也不予器用。」[2]對佛洛伊德而言，圖騰乃經由世襲傳遞，首先繼承自母親，後來則由父親傳承，而且「幾乎在這套系統運作

❶譯註：希臘女神，主掌野外蠻荒、狩獵，也是主掌太陽的阿波羅之手足，同時也是與月亮有關的三位神祇之一。在羅馬神話中被轉化為女神黛安娜。

的所有地方，都有規定同一圖騰的成員之間不可發生性關係的律法，因而成員之間也不能成婚。這即是異族通婚的律法，是圖騰系統不可分割的部分。」

在阿耳忒彌斯神廟中，熊與神的連結來自於一個傳說：很久以前，一頭小母熊在神廟中棲身，並被訪客們馴養。但有一天，熊抓傷了一個激怒牠的小女孩，因此被小女孩的兄弟殺害。神殿中的阿耳忒彌斯受到冒犯，決定在城市中降下瘟疫。❷事情告一段落後，年輕的雅典女性開始被送到阿耳忒彌斯神廟學習行為舉止，成為真正的女人。獻身給這位女神的「小母熊們」，依循一套可能長達數年的授業，直到她們成婚。至於，曾協助自己母親無痛產出雙胞胎兄弟阿波羅的阿耳忒彌斯女神，則向這些年輕女性保證，在分娩時刻將會有神的護持——條件是必須持續敬拜她。

在授業期間，少女們會學習織造、音樂與舞蹈，並練習跑步。這些「小母熊」在神殿的祕密儀式中扮演重要角色。這些年輕的「熊祭司」（arktoi）會參與一場仿效阿耳忒彌斯狩獵的神聖儀式，她們穿著狼袍，一種讓人想起熊毛皮的番紅色長袍，並配戴已婚女性或交際花的首飾，她們在參與四年一度的大型阿耳忒彌斯神廟慶典時也會如此打扮。在授業結束時，她們會脫下長袍在火堆周圍裸奔，這就能解釋，為什麼老普林尼將她們的狂奔，理解成無時無刻不脫個精光。古代作家也曾提到這種赤裸可能會引發覬覦：例如在卡里埃或斯巴達的阿耳忒彌斯神殿等地，少女在這些舞蹈儀式間被綁架並強暴的事情並不少見。

月亮女神也折腰

上一章提過的歐迪勒・特黑許，用了很長的篇幅，說明阿耳忒彌斯神殿中的另一個儀式。[3]這個儀式與女人供奉給月亮女神的祭品有關，祭品包括浸染了經血或惡露（來自產後的殘餘物）的布料。在神廟柱上發現的銘文，記載著用來還願的衣物，並提到了珍貴、精心製作的供品「rakos」，這個詞可以翻

❷ 雅典的瘟疫是個廣為周知的歷史片段，修昔底德（Thucydide）在《伯羅奔尼撒戰爭史》（*La Guerre du Péloponnèse*）中曾提及，肆虐於西元前四三〇到四二六年間的古希臘，造成十餘萬人死亡。

譯成「破布」或「殘片」，但根據當時的文字，也可以翻成「女性的物品」，這個詞也曾經是希臘人幫月經取的名字。希波克拉底在其著作《女性疾病》（*Des maladies des femmes*）中，也提過這個與月經有關的獻祭儀式，他對於這種儀式是否能有效降低西元前五世紀就已經有人承受的經痛，表示懷疑。

儘管儀式是否有效的問題一直在專家間爭論不休，但可以確定的是，阿耳忒彌斯——在羅馬神話中被稱為月亮與狩獵女神戴安娜——也曾是母性女神。我們時常以頭上越過的新月意象呈現她，她也掌管了狩獵、動物、野外生物等事項。信徒奉獻給她的「腰帶」（實際上是纏腰布或內褲），是給產婦生產時穿，或用以榮耀死於生產女性的。這提醒著我們阿耳忒彌斯是位「鬆解束縛者」，能夠紓解難產。

一直到今天，對這種「魔術腰帶」的神奇想像依然存在，「腰帶」是童貞瑪利亞最珍貴的遺物之一，教會用它來取代阿耳忒彌斯的腰帶，卻保留了許多特色與儀式。❸ 童貞瑪利亞的「腰帶」來自耶穌十二門徒之一的聖多馬，他沒有參加瑪利亞的葬禮，並懷疑她是否真的會升天，於是他打開了瑪利亞的墓，卻發現裡面充滿鮮花（同樣也是月經的隱喻：前文不是提過有「她的花」這一說法嗎？）。於是瑪利亞升天時，便將自己的腰帶丟給聖多馬作為證據（不知道為什麼，但當我想像這個場景時，總是懷疑「蒙提巨蟒團」（Monty Python）❹有參與《聖經》福音的製作）。

在一場華麗的冒險之後，這條理論上應該會增強生殖力並讓生產更輕鬆的腰帶，被切割成許多段，在變化無常的歷史長流中出現在許多國家中。一塊碎片出現在敘利亞的霍姆斯，一塊在托斯卡尼的普拉托主教座堂，至少兩塊在法國：一塊在法國中部昂熱附近的勒皮伊諾特爾當教會，另一塊在法國西部布列塔尼的小村莊坎坦，又由當地領主鳩夫霍伊・勃特黑（Geoffory Botherel）在參與十字軍的回程時，送往八世紀的聖土耶路撒冷。

❸ 譯註：作者此處是指基督教會常會挪用異教儀式，保留內容，只改換象徵。

❹ 譯註：英國知名喜劇團體，曾創作演出BBC喜劇影集共四季。

但是，腰帶最主要的部分是在希臘的阿索斯山上，一座女賓止步的瓦托派季烏修道院裡，直到二〇一一年才出土。根據《解放報》（*Libération*）報導，在這一年，一位因為「房地產違法」深陷醜聞的以法蓮教派僧侶，決定巡迴展出這條腰帶，以拯救因為樽節政策❺而（總算）遭到國家徵稅的希臘教會財務。[4]

這次巡展的名字是「移駕」。於是在一個月之間，童貞瑪利亞的腰帶就這麼在俄羅斯境內移駕，從聖彼得堡到莫斯科，經過烏拉爾山和西伯利亞，引來數百萬的信徒爭相圍睹。俄羅斯總理弗拉迪米爾・普丁（Vladimir Putin）還親自迎接。在聖彼得堡，將近一百萬名莫斯科居民湧入基督守護大教堂躬逢其盛。在天寒地凍的十一月，排隊的人依舊多到有三百人身體不適，五十二人送醫，一位八十四歲的女性死於寒冷與虛弱[5]——儘管面對緊急狀態部長早已設置了包括救護車、休息用卡車與熱食等等物資。當地大主教❻確認腰帶不只能克服不孕，還能抑制腫瘤，導致信徒願意等待長達十二或十八小時，只求接近這份遺物並治癒癌症。

但其實引進這條神聖腰帶的目的，主要是希望能重新激勵俄羅斯疲弱的人口。在這個一九九〇年代生育率大幅下降到低於人口替代率的國家，普丁曾鼓勵俄羅斯人大量增產，以至於提供給生下小孩的女性「金錢、汽車、冰箱與其他獎勵」[6]。而在二〇一二年（腰帶移駕的一年後），俄羅斯人口終於得以重新振作：自蘇維埃聯邦崩解後，這個國家的出生數首次超過死亡數。

大家一定會發現我超討厭文字遊戲；但是我們無法忽略這條腰帶圈出了一個循環：從基督教起源地巴勒斯坦而來，如今該地戰事不斷，最後在二〇一一年的希臘金融危機期間，卻只能屈服金錢，落腳在阿索斯山上，而這一切都是為了滿足安格拉・梅克爾（Angela Merkel）這位鐵娘子的要求，我們都知道她在

---

❺ 譯註：在二〇〇八年次貸金融危機之後，歐洲各國開始實施開源節流等措施，普遍稱為「樽節」政策。一般而言，宗教組織資產不會受到國家徵稅，但在樽節政策下則有此可能。

❻ 譯註：這是希臘正教教士之名。

柏林命令希臘人償還一筆為了拯救銀行而付出的不義之債，接著還要將這個國家分塊，販賣給一群視財如命的金融寡頭。莫非真的是為了要完成這場宿命，神聖腰帶才會在一場王公臨幸之旅後，又回到一座視女性為禁忌的修道院裡？

也是在二〇一二年，女性主義龐克樂團「暴動小貓」（Pussy Riot）❼決定在基督救世主主教座堂裡拍攝影片，以抗議普丁與俄羅斯正教教會的腐敗。在YouTube上還看得到這則影片。四位女性用彩色的風衣帽遮住面容，在禁止女性——特別是唱得聲嘶力竭的女性——接近的祭壇上跳舞：「童貞瑪利亞、聖母、趕走普丁、趕走普丁、趕走普丁……為了不冒犯神威，女人們必須獻上生命與愛。媽的、媽的、聖他媽的！……童貞瑪利亞、聖母，當個女性主義者、當個女性主義者……童貞的腰帶不能取代遊行，抗議間童貞聖母與我們同在。童貞瑪利亞、聖母，趕走普丁、趕走普丁、趕走普丁！」

在這段影片後，三位「暴動小貓」的成員被逮捕，並以「流氓罪」和「引發對教會仇恨罪」判處兩年強制勞動。是的，你沒看錯，強制勞動。只因為在大主教執掌的教堂裡唱了一首龐克祈禱文。暴動小貓所遭受的不義程序，帶有古時犧牲獻祭的形貌。說到犧牲，就想到伊菲革涅亞（Iphigenia）。就像我父親說的，整個就是鬼打牆。

伊菲革涅亞的天賦

傳說中，伊菲革涅亞的墓地，位於阿耳忒彌斯神廟的一個岩穴之中。這位女英雄同時也被看作可與阿耳忒彌斯相比的神祇，啟發了許多藝術創作，因而廣為人知。

一切都從特洛伊王子帕里斯擄走海倫，引發傳奇的特洛伊戰爭開始。海倫的配偶，斯巴達國王墨涅拉俄斯，要求自己的兄弟阿加門農組成軍隊，前往特

❼ 譯註：女性主義龐克樂團「暴動小貓」，本名詞中並無多數，另Pussy在英文俚俗用法中也指稱女性陰部。

洛伊救回他美麗的妻子。但是，就在上百艘船艦要從海上出征時，奧利斯港卻一點風也沒有（在古代也沒有引擎，更少有飛機）。此時，先知卡爾卡斯登場，根據先知的說法，阿耳忒彌斯相當討厭阿加門農。在不同希臘作家的故事版本中，女神討厭阿加門農的原因各有不同：首先，阿加門農表示自己箭術比她更好（但她可是狩獵女神）；第二，阿加門農以不符教義的方式宰殺了一頭雄鹿；第三，他沒有在女兒出生後的一年間依照習俗獻祭——可能是阿加門農忘記將克呂泰涅斯特拉❽生產後浸染了惡露的布料貢獻給阿耳忒彌斯？無論如何，阿耳忒彌斯表示，如果阿加門農不立刻將自己的女兒伊菲革涅亞獻祭，船隻便永遠無法出航。

阿加門農不加思索地要犧牲自己的女兒。根據某個神話的版本，他欺騙伊菲革涅亞說要讓她嫁給阿基里斯，便將她接來獻祭的場地。

婚姻儀式與犧牲的儀式很像，只差一個祭壇。不論祭品是動物或人類，這塊大石頭上都將會灑滿祭品的鮮血。人類獻祭可能會採取較為危害性命的方式，譬如在喉嚨上割一刀讓血流淌，卻不會造成祭品死亡。於是，與阿朗・帖斯達性別分工的研究相反，這位女神——或她的祭司——是有權讓人流血的。但就算人類學必須承認唯有古代希臘人能想像出由女性、而非男性神祇掌管狩獵，那也是因為有了一些特殊條件：因為阿耳忒彌斯「眾人皆知其為處女，堅定捍衛自己的童貞，只讓女性接近。這位主掌狩獵的女性，在希臘人眼中並不完全是女人，她不知婚姻、不曉生育，沒有見過處女之血，也沒見過生育之血」。[7]由此觀之，我們可以假設她連經血都沒見過。

相反地，阿耳忒彌斯的教派不只會讓女人流血，男人也不例外。在斯巴達的阿耳忒彌斯神廟，就有一種年輕男性的成年儀式，是以一場嚴重鞭笞做為儀式結尾。美少年們被榛樹枝（阿耳忒彌斯的屬木之一）打到流血，有時甚至會

❽ 譯註：皇后海倫的雙胞胎姊妹，阿加門農之妻。

死亡。就像地理學家坡薩尼亞斯（Pausanias）在西元二世紀時所詳述的起源：「林姆納提斯和西諾蘇黑，以及梅索阿和皮踏尼的斯巴達人，在某一次向阿耳忒彌斯獻祭時發生流血事件；就在許多人死於祭壇下之後，一場瘟疫襲擊了存活者們。因此，一位預言師藉此命令他們用人血沖洗祭壇。此後，命運的指示是為犧牲，但利柯格將這種風俗轉變為鞭打俊美的少年，於是祭壇也同樣會受人血覆蓋。」8

而就在伊菲革涅亞要被犧牲的前一刻，阿耳忒彌斯卻突然怒氣全消，決定結束這場鬧劇，帶走這位可憐的處女，並用一頭母鹿取代。在某些神話的版本裡，伊菲革涅亞因為主動獻出自己的生命，軟化了女神的心。不管怎樣，在最後一分鐘的替換之後，陣風吹起，百艘戰船終於乘風前往特洛伊，而阿耳忒彌斯則帶著伊菲革涅亞前往陶里德（Tauride），也就是今天的克里米亞。在這裡，這位年輕的處女成為廟宇的大祭司，負責以上岸的囚犯與水手們獻祭，但她並不感到快樂，因為她自己就曾以身獻祭。而後她接連遭變，最後回到阿耳忒彌斯神廟登上神位，人稱黑卡蒂，夜之女神。當某位女性死於生產時，人們會獨獻祭於她。

如果男人也有月經？

伊菲革涅亞的犧牲讓人想起《聖經》裡的另一個故事：亞伯拉罕的犧牲。他為了榮耀神，同意殺害自己的獨子以撒，但在最後一刻，以撒被一頭羊替換過來（而後被耶穌稱為神的小羊）。

我們知道以撒出生的狀況相當特殊，因為亞伯拉罕的妻子撒拉患有不孕症。當時，耶和華向這位九十歲的可憐女性宣告孩子將誕生時，一開始還被當成笑談。而在以撒——其名意為「微笑之人」——出生幾年後，當上帝要求亞伯拉罕以其獻祭時，肯定就沒那麼好笑了。然而，以撒最後還是被拯救了，我們能想像撒拉帶著微笑度過百歲生日，儘管她在這年紀可能已經沒什麼牙齒，很難露齒而笑了。

就月經的角度，這段《聖經》故事呈現了兩個相當有趣的角色。首先是撒拉，她既已停經（就像《聖經》在其他段落中說的：「撒拉已經不再擁有女人所有之物。」）仍可生孕。而這個奇蹟後來也在施洗約翰的母親以利沙伯身上出現，以利沙伯在兒子誕生時已然年邁；當然還有撒拉的表親，童貞瑪利亞，人們說她從來不曾來過月經——或根據有「現實主義」哲學家之稱的湯瑪・達昆（Thomas d'Aquin）表示，她的血如此純潔，不可能有月經。

建立父神體制，需要在象徵意義上消除經血的痕跡。但對更早期的醫師而言，經血被認為是製造嬰兒的材料。因此這些創始神話的作者們覺得，要讓他們的故事更加可信，還缺少了一些小小的細節，這就是為什麼他們加上了一個迷人的儀式：割禮。在《聖經》裡，亞伯拉罕在得子的同時，也得知他必須剪掉孩子的包皮，耶和華的宣告再清楚不過：「你們要行割禮，這是我與你們之間盟約的信號。在出生第八天，你們之中的每個男孩都要受割禮，這包括你們的每個世代，也無論是在你的地方出生，或買自他處、外於血緣。我們必須對在你的地方出生和你買來的男子都行割禮。我的盟約將銘刻在你們的皮肉，如同永恆的盟約。未受割的，身上不曾受過割禮的男性，將從人民中排除：他將侵犯我的盟約。」[9]

好了，現在我們有拿著刀，要在自己兒子以撒身上實施神意的亞伯拉罕；還有他的另一個兒子以實瑪利，生為奴隸年僅十三，而亞伯拉罕本人九十九歲。在這裡，故事形成了有趣的對比：一方面，經血並不在場；另一方面，在場的是則男性生殖器官行割禮後所流的血，後者取代了前者，用來鞏固世代傳承與神聖盟約。❾若對此有所懷疑，要知道，中世紀的人們可是曾詢問過猶太神祕主義學者，女性既無可行割禮之處，是否還能加入神聖盟約。歷史學者克烈赫・蘇頌（Claire Soussen）在一場高等社會科學院的工作坊中向人們轉述，她

❾ 譯註：在《聖經》中，指神與人之間建立的盟約，包括人對神的敬畏，以及後者對前者展現恩典等。

們並無此需要，因為她們有月經。[10] 十二世紀，當猶太人與基督徒之間的學術爭論正烈時，謠言興起，指稱猶太男人也有月經，偽裝成痔瘡的形式，也會定期流血。就如歷史學家凱西・麥可利芙（Cathy McClive）所轉述的：「（痔瘡是）作為將耶穌釘上十字架的懲罰。」[11]

由男性主動挪用經血以取得權力一事，在其他許多社會、許多年代裡也有相關的證據。這並不是要比較或連結不同的文化與時期，而是要證明與今天遭受扭曲仇恨的境況相比，經血可以受到欽羨，卻也可能因為是禁忌而受到雙重對待：一方面，是被禁止、被隱藏的汙穢之物；另一方面，則是某種高潔的、神聖的、強大的東西。

蘇格蘭人類學家詹姆斯・喬治・弗雷澤（James George Frazer），引用了十九世紀末由史賓塞與吉里恩報導，在澳洲翁工喀茹（Wonkgongaru）部落男性舉辦的儀式：「當以魚作為圖騰的部落酋長希望漁獲加倍時，便會用紅赭石塗遍全身。接著，他會帶著許多小尖骨走入海中。在那裡，他會用尖骨刺穿陰囊與肚臍周圍的皮膚，接著坐在水裡。從他的傷口流出的血與水混合，如此便會生出魚來。」[12]

一九七〇年，澳洲人類學家伊恩・霍布庚（Ian Hobgin）在《月經男性之島》（*The Island of Menstruating Men*）[13]一書中，描述了在新幾內亞沃季歐（Wogeo）男性之間的習俗。包括儀式性地定期切開陰莖，好排出「不純之血」。因而，他們也和女性一樣要度過一段受禁制而退隱的時光，之後才能回復自己的活動。對他們來說，這個月經儀式是在重要活動時不可或缺的前奏，譬如製造獨木舟、出外狩獵或外出旅行等。

精神分析學者賈克琳・薛佛（Jacqueline Scharffer）也描述了在澳洲、斐濟島與非洲等地舉行的尿道割禮祭典，包括了「一條與陰莖等長的割口，在一生中定期重新劃開，以求定期地流血，稱為月經。受禮者的身體會撒上自己父親陰莖的血，伴隨著這段話：『這是陰莖之乳，現在我們成為你男性的母親。』這些儀式裡的禁制與經血受到的禁制相同」[14]。

我們知道在埃及與蘇丹，從西元前三千年就已經有割禮，可能與其他形式，例如陰蒂切除等的犧牲式性器官殘害有關。人類學家暨哲學家法蘭西斯．鞏格（Françise Gange）就提出在女神希栢利（Cybéle）❿祭典中見到的閹割儀式；還有在以弗所的阿耳忒彌斯祭儀中，若要向女神獻祭，閹割就是不可或缺的條件。[15]引用社會人類學家弗雷澤在《金枝》（*The Golden Bough*）裡提到的故事，在希拉波利斯，女神阿斯塔蒂（Astarté）在古典時代、某些城鎮舉辦的年度慶典裡，總計的閹人祭司總數可達五千人：「敘利亞與鄰近地區的人們成群結隊地來到神廟。隨著笛音與鼓聲，閹人祭司們用刀劃傷自己；他們充滿了宗教狂喜，感到它越來越近，就像漲潮的海……流出的血引來彷如情人的眼光……接著，男人們在城中四散，揮舞血淋淋的器官，在這場瘋狂的路上，丟進一棟又一棟他們途經的屋中。」[16]

聳格將這些儀式，與一個據她所說敬拜至高女神的時代相連。每一年，女性大祭司會選擇一位愛人，在他成功通過某些考驗後，與自己同床。關鍵是在一年結束時，幸福的當選人會被犧牲、閹割，作為肥料。伊西斯（Isis）與奧西里斯（Osiris）⓫這兩位神祇既是兄妹也是夫妻，他們的教派可以做為這個古老神話的代表。被切成塊的奧西里斯，其生殖器官被魚吞食，而後又被伊西斯復活並與其結合，生下小孩，而這位「王子」，在許多其他早期教派的神話裡也被閹割獻祭。

有些人以此歸納出，某種原始的母權體制宰制了古代的世界。但對於今天的人類學家，包括最女性主義的法蘭索瓦・艾希提耶等人而言，這只是一段童話。因為在所有社會裡，無論是父系社會或母系社會，都建立在「女性」價值

❿ 譯註：安納托利亞地方所敬拜的大地與萬物女神，早於希臘時期，也傳入希臘成為神祇。

⓫ 譯註：埃及時期的神祇，前者為母親、妻子化身，也是弱勢者與自然的守護者；後者是伊西斯的兄弟，是重生、生育與農業之神，掌管陰間。這對兄妹曾結為夫妻。

低於「男性」價值的組織形式上。這讓我們無法想像在更早的時期，會存在著某種與今日相反或相異的秩序。甚至連西蒙・波娃都認為，原始母權理論者約翰・賈克・巴袞芬（Johann Jakob Bachofen）的文字只是「胡言亂語」。

無論如何，《聖經》裡的族長們並不會接納那些至高女神的信徒，《聖經・申命記》便如此說：「那些睪丸或陰莖被剪去的男人，不得入耶和華的會。」⑫我們應該能理解，對加入這個新建父權宗教的信徒們來說，比起在女神教中陽具的安危，只受點割禮應該算是一種可觀的進步。

男性閹割的行為留存至今。在歐洲，教會因為想要禁止女性上台演出而同意以閹人取代，於是閹人在十七世紀的歌劇院裡展開了黃金時期。別小看了這種七歲時就切去睪丸的犧牲，對小男孩而言有多殘酷；同樣殘酷的是，這表示他們靠著奪走女性的聲音，而侵奪了女性的位置。為了歌劇而行的閹割，法國直到一七七〇年才禁止。

一神教教規中，流血的三種意義

在《聖經》中關於神聖盟約的敘事裡，用割禮之血代換月經之血的戲法，與每個一神信仰典籍中對月經的汙名化，有著相當合乎邏輯的對應。要能確立這條故事，必須要讓女性的血成為「詛咒」(maudit)，嚴格說起來，就是「講壞話」(mal dit)。

要能確保這場象徵性的勝利，最重要的條件，就是要讓女性對自己的生物天性感到羞愧，並掩蓋從子宮中流出的血，讓全世界都無法看見。原始女性將自己關閉在小屋裡好幾天，靜靜地流血，然後帶著一張沾染經血的面容出門，向男性們表示，愛的時刻已再度「來臨」。然而在今天，這種獨處的時間變得較為有限。我們發明了口紅，取代塗上嘴唇的經血。

⑫ 譯註：可參見《聖經・申命記》第二十三章第一節。本處文字依原書法文翻譯。

在邏輯上，《聖經・利未記》（希伯來《聖經》五部經典中的第三部）裡將經期標示為不潔的：「即將流血的女性有七日都處在月經的汙穢裡。如果誰碰了她，就要不潔到晚上。月經時她觸碰的一切床鋪都不潔，她坐過的一切物品都不潔。如果誰碰了她的床，他要洗衣服、在水中洗身體，並會不潔到晚上。如果誰碰到她坐過的物品，就要洗衣服、在水中洗身體，並會不潔到晚上。如果男人與她共枕，這位女性的月經汙穢沾上他身體，他會不潔七日，而他躺過的每張床都將不潔。不在經期，卻連續數日流血，或月經時間太長的女性，在流血期間，就像在月經期間一樣，都將不潔。她在這段流血期間躺過的床，坐過的物品，應比照月經期間，視為不潔。如有誰碰到，便成不潔。要洗衣服、在水中洗身體，也會不潔到晚上。當她淨化不再流血，還要再往下數七天，而後才會潔淨。第八天時，她要拿兩隻斑鳩或兩隻雛鴿，帶到大會帳入口處給祭司。祭司將一隻獻祭贖罪，另一隻則在祭典中焚燒，祭司是為了她而在神面前

獻祭贖罪，因為流血讓她不潔。」⓭

儘管犧牲斑鳩這等生動的風俗並沒有留到現代，但禁制還是持續運作著。在信徒家中要求守貞，還有都市傳說中正統猶太教士絕不與女性握手，或絕不坐下，唯恐在無意間沾染不潔，由此可證猶太教律法（niddah）典儀的歷久不衰。

至於伊斯蘭教，《可蘭經》裡就確認了這個禁制，其中月經被描述為一種邪惡、一種殘疾或汙穢（ada）：「與經期間的女性保持距離，不與其接近，因為她們不純淨。」[17] 儘管性生活不被允許，夫妻之間的溫存還是受到容忍的。另外，在那些日子裡，女性則不准敬拜或走進清真寺，不能唸也不能觸碰《可蘭經》，她們在齋戒月裡的禁食也不算數，因為她們處於不潔的狀態之中。儘管《可蘭經》告訴男性在這時刻該做什麼，卻在該給女性指示時保持沉默。許多專門討論《可蘭經》及其日常生活應用的網站，到今天還在這個問題上大作文

⓭ 譯註：可參見《聖經．利未記》第十五章第十九至三十節。本處文字依原書法文翻譯。

章，像是：如何補回因月經而不算的禁食日數、如何正確計算上述的時日、區分經血（不潔）與非經血（沒那麼不潔）或從泌尿生殖器官流出，在這一致的色調中平添一點繽紛的黃色分泌物……。

在前伊斯蘭的傳統裡，有個敬拜名為辛（Sin）的「月神」教派，與其他數百個女性與男性偶像，一起在麥加的卡巴天房（Kaaba）⓮裡受人敬拜。阿拉、《可蘭經》的、也是猶太人與基督徒的唯一神祇，並不會被與辛，或祂們的埃及同儕托圖（Toth）等神祇彼此混淆。但在穆斯林的宗教裡，還留著許多讓人想起這位異教神祇的文字，最明顯的可能就是其新月形的標記。我們知道，在穆罕默德之前，卡巴天房裡的黑石曾是某個教派的聖物，該教派具有許多女性儀式。根據歷史學家賈瓦・阿里（Jawad Ali）表示，「hajj」這個描述伊斯蘭麥加朝聖之旅的字，其實來自於「hack」，在阿拉伯文中意為「摩擦」，說的是一種古代異教儀式，其中女性會「用生殖部位在黑石上磨擦，以提高生殖能力。她們用經血塗抹黑石，赤裸地圍繞在旁」[18]。直到今天，嵌在龕中的黑石，仍舊清楚地展現出生產時的外陰部形象。而其祭儀也依舊包括在卡巴天房四周環繞。

但是，就像在猶太宗教裡一樣，經血也逐漸被排除於穆斯林宗教外，藉由單一神祇而將象徵符號徹底翻轉，回到以雄性權力為中心。

但對於天主教徒而言，不潔的概念似乎就沒有那麼嚴格，就像聖保羅在《加拉太書》中說的：「你們都受洗入基督，你們都披戴了基督；沒有猶太人也沒有希臘人、沒有奴隸或自由人、沒有男性或女性，因為在耶穌基督中，你們都合而為一。」但這種據稱的平等只不過是種場面話，我們可以舉例說明。例如中世紀時，女性不可在月經時領聖餐、不能接近唱詩班，生產後必須等待

⓮ 譯註：或稱克爾白、天房。是一座立方體的建築，位於伊斯蘭教聖城麥加的禁寺內，是最神聖的聖地。所有信徒朝拜時，都是往它的方位祈禱。

四十天才能進入教堂。經血被看成如此邪惡，導致神學家們，譬如我之前提過的那位湯瑪・達昆，連童貞瑪利亞的月經都否認。

既然拋棄了割禮，基督教必須找到新儀式來象徵神聖盟約。一時之間，受洗看來似乎可用。到了最後，在為耶穌餞行的晚宴，或更為人所知的名字是「最後的晚餐」上，基於對割禮儀式食人性質的厭惡（或緣故），他舉起酒杯建議用酒取代：「大家都舉杯喝吧，因為這是盛著我鮮血的杯子，這血會帶來全新而永恆的神聖盟約，將會傾在你們和眾人身上，赦免許多罪……。」

藉由聖餐，我們參與並完成了與神聖經血摻和的程序。就像我們知道的，在這個聖餐變體儀式中，基督的血與身體，被麵包與葡萄酒的形式替代，由信徒們吸收。在已知的古代傳奇裡，有時會在儀式上食用白色精液（麵包）與經血（葡萄酒，我們知道這與血有象徵上的關係）。說起來，聖餐禮就像是許多女性與男性的神格象徵在玩大風吹。「聖餐」（eucharitsit）這個字，意為「展現恩典」，事實上可追溯到希臘語彙「charis」，意即恩典。而羅馬人的卡里忒斯女神

（Charites）[15]以三位為代表，展現了生命與喜悅，便是承自希臘人而來——對古代希臘人而言，是美貌、自然、創造與豐產的美惠三女神。各位知道了肯定會笑，卡里忒斯女神的造型常以裸體展現，圍成一圈跳舞，就像阿耳忒彌斯的母熊們一樣。

小貓的暴動

還記得，阿耳忒彌斯曾把伊菲革涅亞帶到陶里德，也就是克里米亞，今天烏克蘭與俄羅斯同時宣示主權的地方。而童貞瑪利亞的腰帶，也在百餘年後回歸「巡展」。在世紀交替之際，烏克蘭的抗爭團體費曼（Femen）[16]，就像阿耳忒彌斯的老夥伴們那樣，在引人注目的行動演出中，用公開展示胸部的方式來反對父權暴政。

---

[15] 譯註：女神名與前開語彙具有同樣的字源。作者在本段中，持續採用字源學觀點進行分析敘述。

[16] 譯註：烏克蘭的極端激進女性主義抗爭團體。

暴動小貓的行動藝術家娜傑日達・托洛孔尼科娃（Nadejda Tolokonnikova），因為二〇一二年在基督救世主主教座堂裡的龐克祈禱文，被判處強制勞動。她在二〇〇八年就曾參與過「瓦耶納」（Voïna）團體的「為繼位小熊而幹」（Baise pour le nounours héritier）行動，目的在於反對普丁的選舉操作。普丁推薦德米特里・梅德維傑夫（Dmitry Medvedev）代替自己競選總統，只因為憲法禁止他第三次連任。因此，這場在莫斯科自然科學博物館的示威行動，就有許多伴侶在一頭標本熊前面公開做愛⓱。

熊與裸露使人想起阿耳忒彌斯，但同時也讓人想到伊蘿娜・史特拉（Ilona Staller）⓲。史特拉在一九八〇年的義大利，因為鼓吹性雜交自由與軟色情，以此保衛世界和平，而招來醜聞。她的前額總是圍繞著花朵（就像對阿耳忒彌斯獻上花冠的習俗），胸部大部分裸露，始終都有一隻絨毛熊在她旁邊。一九八七年，在激進黨麾下選上義大利國會議員的史特拉，對核能與戰爭文化展現出激烈的反對立場。她在一九九〇年還宣布自己準備好要與薩達姆・海珊做愛，以重建中東和平。但是她的呼籲並沒有被聽見。自從這位伊拉克獨裁者二〇〇六年在巴格達被吊死之後，情勢絲毫沒有改善；而後，一個張揚著「野蠻政權」的恐怖組織創立「伊斯蘭國」，旨在建立一個基於沙里亞（伊斯蘭律法）統治的國家。他們有系統地使用屠殺、綁架、斬首與釘十字架等手法，藉以製造混亂，尤其專門針對女性。

二〇一四年，為了抗議這種恐怖行為，埃及部落格主埃利亞・瑪格達・艾爾瑪蒂（Aliaa Magda Elmahdy）在臉書上貼了一張自己的照片，裸著身體，在伊斯蘭國的旗幟上塗上自己的經血，伊斯蘭國在英文中稱為「Isis」（這是伊拉克和黎凡特伊斯蘭國的全名縮寫，跟那位女神伊西斯無關），旁邊坐著另一位女性背對鏡頭，邊比中指邊在同一面旗幟上大便，腰間畫上費曼團體的記號。這是

⓱ 譯註：熊有時是俄羅斯民族的象徵，因此有些民眾會以熊做為諷刺普丁的標誌。

⓲ 譯註：別名「Cicciolina」，臺灣譯名為「小白菜」，義大利色情演員、歌手、政治人物。

一場英雄式的行動，而若我們想起西元前三五六年，那次將阿耳忒彌斯神廟作為目標、歷史上最著名的恐怖攻擊，就更能理解了。縱火的主嫌徹底燒毀了世界七大奇景的神廟，被逮捕並刑求。他承認自己放火是因為想要出名。這種犯罪手法喚起我們對今日恐怖分子的記憶，無知、窘迫、渴求某種不可能實現的知名度，也常是性暴力犯或性別主義者的特質。

我們知道，阿耳忒彌斯以往會接受浸染經血的布料作為祭品，為了替本章作結論，換我來給她一個獻禮——一個德國藝術家艾隆涅（Elonë）的創作，在一些衛生棉上寫下女性主義的訊息，並丟棄在公共空間。她在二〇一五年轉發了另一位自稱查理的藝術家在推特上的訊息：「想像一下，當男人覺得強暴就像月經一樣噁心。」（"Imagine if men were as disgusted with rape as they are with periods."）

想像一下。

CHAPTER 4

藏好這血，讓我看不見

「許多西方人不相信有什麼汙名化——常常是因為這個詞看起來像是大家會逃離月經來的人，或向她們丟石頭。但汙名化並不是這樣。它的意思是無法清楚地、安心地談論自己的身體。它意味著讓人想要在談論月經時自願離席。它讓人向朋友輕聲求借衛生棉，而不是公開詢問——像我們需要 ok 繃那樣。」

年紀到了四十五歲，儘管已經划入更年期的急流裡，我還是決定在家旁邊的公園每週跑步三趟，以維持心血管健康。我不是個很會跑步的人，紀律也不是我的強項，所以我的毅力很快減弱，決定用快走取代跑步，然後報名健身房並偶爾出現。接著轉向比較持續（但依舊散漫）的太極練習，但前提是盧・里德（Lou Reed）❶也相信太極。

所有人都知道我不是運動健將，所以像是印度裔美國音樂家奇蘭・甘地（Kiran Gandhi）在二〇一五年四月，以二十六歲的年紀完成倫敦馬拉松的表現，直到今天都還讓我覺得無比傳奇。為那些沒被警告過的人說明一下：一場馬拉松要跑上四二・一九五公里——也就是馬拉松城與雅典之間的距離。這種路跑挑戰之所以在一八九六年由初期的現代奧林匹克運動會引介，是因為一則傳奇的啟發：在西元前四九〇年，希臘傳訊兵菲迪皮德斯（Philippides）從馬拉松城一路跑到雅典，宣布在波希戰爭中的首次戰役由雅典獲勝。為了紀念他，而有了第一次馬拉松賽跑大會。

但奇蘭・甘地對跑完四二・一九五公里並不滿足。她在月經頭一天完成這項壯舉，而且跑完以後還活著（不同於菲迪皮德斯）❷，並且還跑出四小時四十九分鐘十一秒的成績。她不僅無視月經上場跑步，還決定連棉條或衛生棉都不用。許多相片都拍出她在賽後的喜悅，以及兩腿之間沾染的血跡，此時已經有好幾十個人在社群網路上送出訊息說她噁心、「unladylike」——我只能把這個詞翻譯成「不優雅」。

就是為了反對全世界女性承受的汙名化，奇蘭・甘地才進行了這項臨場發揮的挑戰。她不知道自己在馬拉松當天月經會來，但與其退出，她做了這個刻意挑釁的決定：奔跑讓月經奔流，感覺像是電影〇〇七的名字。

❶ 譯註：美國搖滾樂歌手與吉他手。他的歌詞富有挑釁意味，還將屬禁忌的「雌雄同體」、「不正當性愛」、「嗑藥」等詞彙寫入歌中，因此被視為是擴大搖滾詞藻的先驅。

❷ 譯註：傳說中，菲迪皮德斯在跑到目的地，傳達訊息後即死去。

月經、規則、馬拉松

在一篇二〇一六年七月發表的文章裡，奇蘭・甘地解釋她所知的「汙名化」：「許多西方人不相信有什麼汙名化——常常是因為這個詞看起來像是大家會逃離月經來的人，或向她們丟石頭。但汙名化並不是這樣。它的意思是無法清楚地、安心地談論自己的身體。它意味著讓人想要在談論月經時自願離席。它讓人向朋友輕聲求借衛生棉，而不是公開詢問——像我們需要OK繃那樣。它讓我們在發生嚴重絞痛時保持沉默，而不是誠實表達自己的不適——就像我們在吃了髒東西之後胃痛時會做的那樣。它意味著在你談到自己身體時找不到能讓自己安心的、甚至只是覺得正常的語彙，反而讓你覺得奇怪或尷尬。……因為，無法談論自己的身體，是一種最有效的壓迫形式，這讓女性無法自信地談論自己體內的生理事件。更糟糕的是，這阻礙了在醫學上各種併發問題的研究。這造成一種文化，它讓我們相信如果講了與這些有關的事情，必然是因為你想要吸引別人來注意自己。」[1]

早在跑這趟馬拉松之前，奇蘭・甘地就已經有段相當特別的經歷。在喬治城大學同時攻讀政治科學與數學後，她進入矽谷不同的企業裡工作，特別是Spotify，接著並在哈佛拿到學位。今天，她開班授課，也參與名叫「甘地女士」（Madame Gandhi）的樂團，兼任鼓手、主唱與作曲。在鼓手的位置上，她就像是一位在遠古喚醒神靈、打破月經禁忌的薩滿。

透過和非政府組織「賓提國際」（Binti International）合作，奇蘭・甘地不只想要在美國，也想在她出生的印度對月經的不平等加以進攻。直到今天，由自己雙腿間血跡所引發的眾怒，竟超過人們對世界上許多女性無法以合理價錢取得生理用品一事的憤怒，對此她感到驚訝。藉由反對美國在棉條與衛生棉上添加的稅金，以及在印度、肯亞或尼泊爾引發哀鴻遍野的生理用品不足，她願意為了一個月經本身不會成為問題、也不會影響上班上課的世界而戰鬥。

根據奇蘭・甘地的說法，肯亞的少女甚至要靠著讓人占便宜的方式來交換生理用品；而肯亞，同時也是二〇一五年倫敦男子馬拉松勝利者伊黎由・齊輟志（Eluid Kipchoge）的國籍，他以兩小時四分鐘十五秒的成績完成挑戰。另一位衣索比亞女性，提吉斯・度法（Tigist Tufa），則以兩小時二十八分鐘十五秒的成績贏得女子獎項。在維基百科上關於這場比賽的記載，提到了某位保羅・瑪爾特列提（Paul Martelletti），在這年打破了馬拉松的扮裝世界紀錄（他扮成蜘蛛人）、英國人寶拉・瑞德克里夫（Paula Radcliffe）在此跑完她最後一次的「菁英」組賽程、F1賽車手詹森・布童（Jenson Button）在這裡跑出他的最佳成績。但裡面沒有一個字提到奇蘭・甘地。

對於月經，沉默依舊是成規，就像身藝術家與詩人的露琵・考爾（Rupi Kaur）所經歷的。就在奇蘭・甘地行動演出的幾天前，露琵在Instagram上傳了一張自己橫躺的背面照，在她的運動褲和床單上有明顯可見的血跡。這個計畫是她在多倫多大學研究的一部分，目的是「解析不同形式的媒介如何看待視覺資訊」。然而，Instagram 一次又一次地刪除了這張相片，原因是「內部規範」。但是這張由露琵・考爾的姊妹所拍的相片裡，沒有任何嚇人或色情的東西——露琵甚至還指出裡面的血是假的。

在《加拿大哈芬登郵報》（*Huffington Post Canada*）的部落格上，露琵・考爾評論：「當 Instagram 一再刪除這張女生穿著沾上經血的睡衣照時，這件事就不只是個研究計畫了。」[2]基於某種神祕的巧合，住在加拿大的露琵・考爾同樣也是印度裔。她的第一本圖文詩集《奶與蜜》（*Milk and Honey*），先由作者自費出版，而後由一家北美大型出版社出版，賣出五十萬冊。要簡單、「誠實地」詮釋今日女性的生命與日常，這個想法一點也沒錯。但儘管她的插圖與觀點充滿溫柔，人們也不應覺得一切總是順心如意。她在解釋 Instagram 的月經照片時說：「這張相片被認為會讓人們尷尬，但它應該被視為具有某種衝擊性的元素，並開啟討論的管道，超越我們對舒服或不舒服的簡化視角。它應該讓我們能打破這種強大的沉默，它甚至足以影響現實世界，例如在某些人群裡女性便因此被邊緣化。為什麼我們會對某種能賦予生命的自然過程如此恐懼？為什麼我們不小心從包包裡拿出衛生棉條時會急著收好？為什麼我們會悄悄地說『月經』，卻如此正當地喊出『蕩婦』、『賤人』和『妓女』？這裡面哪個詞造成的傷害最大？我們身體運作的方式有哪部分是讓人羞愧的？看到性感化的身體能讓我們感到愉悅，但只要我們的眼光接觸到無法滿足自己性自尊的圖像，我們就會感到被侵犯。強調陰道除了做愛之外還有其他用途的事實，就好像是對我們精心修飾的女性身分，及其美好的形象進行正面攻擊。」[3]

儘管她們不是第一個、也不是唯一一個決定要把經血放到檯面上的藝術家，奇蘭・甘地與露琵・考爾卻代表了在討論這個主題時一種方法上的改變。因為她們成功、正確且簡潔地，還原了對數以百萬計的女性而言真實的月經，女性們能在她們身上找到自己，也立刻就能感到這表現出了自己：我們之中誰從來沒有在月經來時在長褲或床單上留下痕跡？又有誰沒有因為「不方便」而放棄過挑戰？正因如此，像是二〇一六年，里約奧運的中國游泳選手傅園慧，就用她的坦誠布公，為打破緘默作出了貢獻。在百米接力游泳賽後，中國得到第四名，這位專業運動員如實宣布：「今天是我沒游好，我對不起我的隊友，因為昨天來例假了，有點乏力。」

這種宣告可能兩邊都不得罪，並給了一個萬眾期待的「女性在運動裡就是比較差」的生物性藉口。但別忘了，在一八九六年，現代奧運之「父」皮耶・德・庫別堂（Pierre de Coubertin）曾拒絕女性上場比賽，他表示「舉辦一場女性奧運競賽既不實際、也無趣味、毫無美感，更不正確」。但傅園慧也毫無懸念地加上了：「不過這也不是理由，是我沒有游好。」

回想一下，二〇〇五年葡萄牙藝術家喬安娜・瓦斯孔切羅（Joana Vasconcelos）在威尼斯雙年展上，因為展出由兩萬五千支OB牌衛生棉條構成的一具巨大吊燈、名為《未婚妻》（*Fiancée*）的作品，而引發熱議。二〇一二年，當她繼美國藝術家傑夫・庫恩（Jeff Koons，上一章談過的史特拉的丈夫）成為凡爾賽城堡邀訪的藝術家時，這件作品卻因為其「性特徵」令人反感，不適合這個場所而被拒絕，最後在另一個巴黎文化空間「一〇四藝術中心」展出。

女性始終是個禁忌，尤其是月經來的那種，又特別是觸碰到法國形象的那種——凡爾賽不就是法國的代表形象之一嗎？二〇一五年，印度裔英國藝術家阿尼許・卡布爾（Anish Kapoor），在凡爾賽宮的花園裡展出了一件使她身陷醜聞的作品：《骯髒的角落》（*Dirty Corner*）。這件作品私下被稱為「王后的陰部」，也被塗上反猶的文字。因為王后的血也同樣是紅的，就像瑪麗・安東妮（Marie-Antoinette）惡名昭彰的月經史事所呈現的。在瑪麗初經來時，人們已經在準備三個月後，也就是一七七〇年五月，她與未來路易十六的婚禮。當年她十四歲，王儲十五。他們的婚姻耗了七年。王后有著廣為人知的經痛，她最後是邊流血邊走上斷頭台的——人們甚至懷疑她是否患有纖維囊腫或子宮頸癌。

她生命的最後，多次提到她在獄中時大量出血，不停要求新的潔身巾與熱墊（當時人們用來稱呼月經布的名字）好擦拭自己流出的血。一七九三年十月十六日，在她被斬首後，她的頭被放在兩腿之間。兩種血——來自傷口與來自月經的——終於混為一體。

至於我，在兩堂太極課之間，還重新開始踏上跑步機運動，以維護我更年期（亦即不再有雌激素保護）的心臟。但要知道，我的表現始終平平。就算女人們七早八早就來健身房流血流汗，只為了持續跑步，但整個地方也見不到半個衛生棉條或衛生棉販賣機。當我二十歲的女兒在我旁邊一同跑步幫我加油，卻發現她自己的運動褲上沾著血時，我們沒有其他解決方案，只能充滿羞愧和歉意低著頭離開。至於要跑四二．一九五公里，那更是不用說了。

老布重談

我跟衛生棉條的第一次見面是在一九七三年，在我月經來的兩年前。當年八歲的弟弟從母親的櫃子裡找出一盒Tampax棉條，並拿來當成玩具兵用的大砲。於是我母親決定，向我們說明什麼是月經的時刻已經到來。在那之後我弟做的結論直到今天都被我們取笑：「所以，如果哪天我看到一個女人在流血，那不是代表她被暗殺囉？」

許多男性都向我說過，他們不小心看到母親腿間流下血來的創傷經驗，以及女性們（所有女性！）都會這樣定期失血，卻既不哭也不要求包紮時，他們心中感到的焦慮。「有什麼東西或什麼人，傷害我母親的念頭總是揮之不去。」一個朋友對我這麼說，他沒有辦法在聽莉歐・菲黑（Leo Ferre）唱〈這個傷口〉（Cette blessure）這首歌時不熱淚盈眶。我弟弟在知道女性會流血之後，曾宣布他對這個攻擊女性的假想敵的作戰計畫；這樣一來，他也能將當初用來當成玩具兵致命兵器的棉條留下來。

我的母親，有鑑於在弟弟帶領玩具兵所引發的祕密戰爭裡損失了整盒棉條，便移動了她的軍火庫，剝奪了弟弟對衛生棉條的創意用途；就我所知，只有一位美國藝術家也應用了這個概念——英格麗・勾德布魯・布洛克（Ingrid

Goldbloom Bloch）。她在許多藝術與幽默的改作作品中，曾創作出一件用棉條導管構成的紅色攻擊武器，再加上挑釁的宣傳標語「女性保護者」（Feminine Protection）[4]。對於相信什麼都不能奪走他們購買、持有和使用槍枝來保護自己的美國人而言，這個作品點出在武器與用來吸收陰道經血的物品上，都可以找到「保護」這兩個字：彷彿內褲一角散發著恐怖分子的氣味。

說起來，在原來的意義裡，衛生棉和棉條究竟是要保護什麼呢？無論是「定期」或「衛生」，這些形容詞都讓人平添焦慮：不只是定期保護，人們更希望有永久的保護；而衛生這個概念，則恰好提醒我們，在這些日子裡自己有多骯髒。

在我的青春期，衛生棉條彷彿是受詛咒的物件，而我花了漫長的好幾個月才把它成功放進我的陰道，也不乏多次嘗試由印度愛經啟發的不可思議姿勢（只是結果沒那麼舒服）。而就算在我想要像用棉花棒掏耳朵一樣的用棉條鑽進自己時（只是一般來說，我們不會把棉花棒放在那裡一整天），我未經人事的陰道也會抵抗。一開始，陰道只想要自己安安靜靜地讓血流出。如果我們問它的意見，它肯定會躺在一片讓我想起自己襁褓年紀的老舊厚棉布上，配上一本警匪小說、一片巧克力和一個擱上肚子的熱水袋，日夜不停地唱著「Let it bleed」❸。不過說到要和一塊壓縮化學棉發生關係，我們還是不要想太多比較好。

說實話，我不知道自己是怎麼哄騙陰道接受棉條的。米克・傑格（Mick Jagger）、盧・里德和大衛・鮑伊❹等人，對我的訴求肯定幫了不少忙。但在四十年的月經生涯之中，我依舊不斷在衛生棉和衛生棉條之間游移不定，要不是感覺有什麼東西在摩擦我的黏膜，就是一直覺得自己包著尿布，從來不曾覺得非常舒服，但也不曾問過自己為什麼選擇如此有限。我在月經前後有過膀胱炎、真菌感染，起過疹子，也曾發炎，這些都會在接觸到某些生理用品時發作或加速。不過，當我想到瑪麗・安東妮，就可以有點意外的安慰，因為我不必像她一樣，得跟自己說：「你不只有量多痛苦的月經，還會被判處斬首之刑。」

相對於我們祖母那時的可洗滌布條和月經帶，還有她們夾起來曬、可重複使用的尿布，可折疊可四處攜帶的超薄蝶翼附膠條衛生棉，事實上是種進步，儘管那一年到頭都可聞到的香味快讓人受不了，還引發我各式各樣的疹子。但能讓月經消失，讓人能去游泳池或海灘又不用擔心流血的衛生棉（條）廣告，到底想表達什麼？廣告是如此動人又充滿暗示，讓人覺得也可以純粹為了愉悅而使用衛生棉，就像有個小孩想要的聖誕禮物是衛生棉條的笑話說的，「因為我們可以游泳、跑步、跳高、騎腳踏車、溜冰、滑雪、騎馬，也不會有任何人發現」。

在讓・厄斯達許（Jean Eustache）一九七三年上映的電影《母親與妓女》（*La*

---

❸ 譯註：意思是「讓血奔流」。這首滾石樂團的歌是對「披頭四」樂團〈Let it be〉一曲的回應。這兩條歌都在一九六九年發行，撫慰我的童年。

❹ 譯註：米克・傑格是滾石樂團主唱；盧・里德見本章註❶；大衛・鮑伊是英國搖滾音樂代表人物。

maman et la Putain）裡，弗朗索瓦絲・勒布倫（Françoise Lebrun）飾演的女主角在做愛前忘記自己還塞著棉條，喘息著說：「喔，我又得要去讓婦產科醫師拿出來了。」這一幕讓我啞口無言，但這種對話就不會存在於第一盒Tampax在法國上市的一九三八年以前。一九四七年，OB品牌在德國誕生，而從一九五〇年開始，棉條在歐洲與美國才開始普及。

儘管這個發明看來相當具有革命性，但它其實並不像表面上看來那麼新奇。衛生棉條最初的蹤跡，其實可以追溯到古埃及。許多羊皮卷宗都提到了用棉帶、亞麻或羊毛包裹細棍做成的棉條。希臘醫師希波克拉底則推薦女性使用子宮帽，可用於催經、子宮保健、避孕或助孕。而用來浸泡羊毛帶或棉帶的材料可能包括許多草藥，還有葡萄酒、牛奶、羊乳酪、石榴果肉、無花果、包心菜、酵母、牛糞或豬油。但其實我覺得這效果可能主要是讓人引起反感，而非純粹的避孕或治療。

當我們好奇遠古女性如何清理經血時，必須知道的是：比起今天的女性，她們的月經較少來潮。首先是因為在史前時代，女性初經較晚，死亡較早[5]，接著是因為她們只會生一個或兩個孩子。扣掉月經中斷的哺乳和懷孕期間，相對於今天的四百五十次，這表示她們總共有一百多次的月經週期。一直到新石器時代農業開始發展，因為可以儲存食材，女性才放心地不斷生產——但在某些年代幼兒卻又大批死亡：直到十八世紀，兩個幼兒裡就有一個會在七歲前死亡。[6]在月經週期上也類似：人們在初潮時就結婚，不停地生小孩直到死亡，死亡年紀比今天小很多。但若說到史前時代的女性，她們生下第一胎時，則與我生下第一個（也是唯一一個）小孩的年紀相差並不太大。

月經隱居的儀式，讓人可以在眼光不及之處收集月經排出物，說不定就只是在一個事前準備的碗裡。感覺上，在許多世紀之間，數百萬的女性就這麼度過了自己的經期卻沒有想要擦乾淨。直到十九世紀，在鄉下的一般女性都還習慣讓血流淌不去遏止。至於不停接連懷孕的教徒們，則漸漸不再有月經。首先是因為飲食的貧乏與經常性飢餓，也因為分娩的關係。就算在今天，囚犯也會因為飲食匱乏而停經。

至於其他人，則會使用「布條」。每個女性都有一個放碎布或呢絨的箱子，拼縫起來在經期時使用，接著在每段經期後洗了再用。在洗衣服的日子裡，女性月經的狀況也就絲毫無法保密了。

從腰帶到棉條

十九世紀末，隨著工業化與都市化，出現了第一批衛生棉巾，以及用來將其固定的腰帶，但並不是拋棄式的。一位奇妙的美國人，哈利・芬利（Harry Finley）於一九九四年，在他馬里蘭州的家中創立了月經博物館（Museum of menstruation，簡稱MUM），訴說這些古老衛生棉條與衛生棉的故事。不只是美國，也有歐洲的故事。博物館在一九九八年走進虛擬世界[7]，依舊持續在網上收集並展出所有可能存在的和可以想像到的關於月經的資訊，散見於一片亂七八糟的文字、圖片和通往四面八方的連結裡。

就像一個蒐奇博物館的網路版，它的主題乏人問津，資訊因而雅俗並濟——從一八六七年第一個月亮杯的設計，到二十世紀初德國一篇靠鈕扣固定布巾的月經用內褲製造指引。這些布巾可能長達五十公分，但這並不意外，在一個三角褲還不存在的年代，衛生布巾可能要延伸到肚臍腰間，才能扣在真的很像是阿耳忒彌斯腰帶的月經腰帶上。二〇一六年過世的女性主義者泰黑絲・克列克（Therese Clerc），曾在Rue89網站刊登的一篇文章[8]裡提到，事實上，這些舊時的保護措施並不會造成不適。煩人的是還要去洗！

而這一切，都在二十世紀末，因為可拋棄式外用衛生棉的出現而改變。衛生棉起先因為沒有廣告的關係完全賣不動，因為月經主題的廣告被認為會讓人不舒服，所以不准出現。在第一次世界大戰，護士們開始用紗布包裹棉片自製衛生棉，有時還用可重複使用的橡膠條來防漏，並用大型別針固定，就像最初為強褓中的嬰兒製作的包巾那樣。

一九三七年，一位美國的家醫科醫師，厄爾・克列夫蘭・哈斯（Earle Cleveland Hass），發明了衛生棉條的原型，稱為Tampax。這個品牌的網站是如此描述這名歷史英雄：「一位優雅的男士，每日穿著潔白的襯衫，不斷提出創新的點子與新創的產業。他在大蕭條時期經營不動產，曾任防腐劑公司的老闆，發明了避孕用的子宮環，專利賣出後，為他帶來五萬美元的收益。」[9]

厄爾・克列夫蘭・哈斯對女性生理的興趣無庸置疑。他解釋衛生棉條的發想是因為他的一位朋友用陰道拭棉（eponge vaginale）來吸收經血。儘管他有著傳奇性的高雅風範以及不動產的執業能力，此時他依然難以發表自己的產品，因為眾多的高雅名士們，依舊對女性把手指伸進陰道亂搞一事，投以惡意的眼光。而之後加入引導器概念的衛生棉條，則避免了性器官與手指的相遇，卻也因而剝奪了某種讓我們更加舒適的觸感。

直到第二次世界大戰稍後，衛生棉條才開始具有穿透力。Tampax這個品牌是從一九五一年起才在法國大量銷售，一位德國工程師卡爾・哈恩（Carl Hahn）則在一九五〇年就創立了OB衛生棉條，這個品牌名稱意為「Ohne Binde」（無需衛生棉），並不附送導管。在一位婦產科醫師茱蒂絲・艾瑟（Judith Esser，品牌網站還強調她熱衷游泳）的協助下，卡爾・哈恩立刻獲得成功，衛生棉條在德國第一年就賣出了一千萬條。儘管一九五二年推出了大尺寸版，但要到一九七二年，才針對當時顧慮處女膜受傷❺的年輕女生們推出「迷你」版。

都是靠著迷你衛生棉條，我才能努力奮鬥好幾個月，而無須擔心傷害我的處女膜，也不用吸拭自己的月經。至少，它還有低調的好處。人們可以把它握在手心、放在牛仔褲口袋裡，相較之下，就算是最新版的Tampax，多少還是有點像一把吹箭。然而，我的陰道長年以來總是執著於閉關自守，我只在別無他

❺ 譯註：處女膜為往日說法，臺灣現有許多組織單位都致力推廣將其正名為陰道冠。陰道冠並非一層膜，是陰道口的彈性皺褶，為一圈天生有開口的環狀組織。一般而言，陰道冠的開口大於一般型衛生棉條，除非是棉條放置位置不對，或天生開口較小的人才有受傷的可能。

法的時候才會使用衛生棉條。

二○○七年，OB Flexia©品牌推出有著螺旋紋路、外觀像是小火箭的棉條Silk Touch©。在它大打特打的廣告中，以一杯水展示出緩緩由藍色變為紫色的某種經血；但儘管他們用了這麼多技巧來說服我們，這些新型棉條能解決某種「神祕而獨特的需要」，我還是拒絕使用。我偏好百分百純棉的保護措施，最好還是有機的，因為這些產品較不具刺激性。

衛生棉條在一九五○年代的月經保護措施中，僅僅占有一○%的銷售量；而在這個年代，它已經占領了西方世界，受到八○%歐美女性的採用。

血債血償

三百億美金，大約二百六十億歐元：這是每年女性生理用品的市場規模，相當於一個巴林——一個沙烏地阿拉伯南方產油群島國的國民生產毛額。他們肯定樂於知道這個訊息。

在法國，根據專業消費雜誌《ＬＳＡ》（*Libre Service Actualites*），二〇一四年女性衛生的營業額達到四億兩千三百萬歐元，其中一億七千萬是衛生棉，一億零三百萬是護墊，四千九百萬是衛生棉條，總營業額降低了五％。[10]

在進入西元二〇〇〇年時，全球市場由三大公司瓜分：於二〇〇一年買下Tampax、占龍頭地位的寶僑（Ｐ＆Ｇ），買下ＯＢ的嬌生（Johnson & Johnson），以及旗下有法國少見品牌靠得住（Kotex）的金百利克拉克（Kimberly-Clark）。此外還有創立於一九二九年，屬於瑞典ＳＣＡ（Svenska Cellulosa）紙業的品牌Nana，其網站上還像預言師一樣宣告某種「願景」：「藉由回應日常的基本需求，我們創造與眾不同。」

寶僑是由兩個來自英格蘭與愛爾蘭的移民，蠟燭工威廉・普羅克特（William Procter）與肥皂工詹姆士・甘博（James Gamble）在一八三七年創立，這公司希望進行某種「任務」，自認為「像寶僑這樣的公司，是帶領世界的火車頭」，宣稱某種「簡單又有力的原理，能夠提供全世界消費者ＣＰ值更高的產品，提升現代與未來世代日常生活的水準」。[11]

除了Tampax之外，寶僑還行銷好自在（Whisper）品牌、幫寶適嬰兒尿布、Ariel、Dash、Mr Propre、Febreze、Lenor或Ace等清潔用品，還有潘婷與海倫仙度絲等洗髮精、歐樂B與倍樂喜潔牙產品，以及吉列（男用）刮鬍刀與維納斯（女用）除毛刀等。行銷一百八十個國家、旗下有三百個牌子，觸及四十億消費者，這間跨國公司在二〇一五年報告中表示，年度營業額高達七百六十億美金，在股東大會上的簡報則表示有一百一十九億美金的淨利。

它的首要對手，嬌生（勿與性學專家「馬斯特與嬌生」〔Masters et Johnson〕混淆）則創立於一八八六年。在世界各地都能見到其身影，在六十個國家裡擁有二百五十間公司，這家公司除了OB衛生棉條、Nett et Vania品牌，還有小馬賽人、露得清和Roc等保養品，同時還銷售用來治療各式疾病的藥品，從癌症、思覺失調症、糖尿病、肝炎到過敏等等。在二〇一五年，它宣布全球營業額高達七百億美金，淨利一百四十四億美金，獲利持續成長。

這兩個跨國公司，再加上行銷Nana和Tena等品牌（專門應付尿液側漏）的瑞典SCA紙業，都是因為我與世界上數以百萬計女性的經血而致富。就算今天歐洲目標群眾人口看來較弱，每個月正值流血年紀的女性人數少於西元二〇〇〇年的數字（我就是個活生生的見證者），但製造商依然滿心期待地迎向失禁與衛生護墊的市場。根據市場行銷的語彙就是「銷售機會倍數增加」。

他們想讓女性相信，使用女性生理用品不是某種義務，而是一種「魅力」。再小的改善或更動都可以浮誇地被冠上創新之名。盒子上有條緞帶就是一場革命？夜用型衛生棉條、少量型衛生棉條、附有導管、有香味或無香味、丁字褲專用護墊或黑色護墊、貼身造型並帶有捲線，好在取下用過的衛生棉時不會到處亂？——都是各品牌「讓女性擁有正面經驗」[12]的大好機會。另外，免得你忘記，它們會低調地提醒你是位女性，在盒子上還會裝飾著「波浪、曲線與花朵，表現出女性的一面」。我有很多正面經驗，但都不需要把自己黏上有香味的護墊。不過這個考量還是挺感人的，讓我們能幻想有多少女性在月經來的時候，忘了把滿懷的鮮花撒向天空。

我還記得在看到Vania超薄衛生棉的電視廣告時，裡面的溫柔聲音揭開了一個奇蹟式的祕密：某種稱為「泥炭蘚」的自然纖維，具有「捕捉水分」的能力，這讓我跟一個朋友看了以後瘋狂大笑。這則廣告在我們的雙眼前將衛生棉（一片是Vania，一片是其他品牌）用一點藍色橘皮酒浸溼，用來證明自家產品的吸水特質，好讓我們想到它想模擬的實際使用狀況；而這個體驗本身就已經超級經典。我是不知道衛生棉裡是否含有泥炭蘚，但這則廣告讓我們發展出一段笑話：「你泥炭蘚了沒？」、「要有泥炭蘚才行！」、「是說，就算你月經來了，那也沒什麼好泥炭蘚的，還是可以來玩啊……」

因為生理用品的成分在幾年之間多有變化，例如：在棉料裡又添加了或替換成用氯漂白的（來自木漿的）纖維素、像是膠類的人造纖維，吸水粉末常是用碳氫化合物、塑膠、香劑與除臭物質製成。事實上，在生理用品裡的棉料幾乎已經絕跡，跟我十三歲開始用的那些產品幾乎已毫無關係。

在一個接一個的「創新」之間，當然某些能改善我的日常生活，但還不至於讓我的月經成為一種令人陶醉的私密經驗。根據《LSA》的同一篇報導，各大品牌想要「讓系列產品再度變得迷人」。「這是為了要從紙類的世界跳進美妝產品的世界，」Tampax與好自在護墊產品主任阿曼汀．奧莉維（Amandine Olivier）如此堅持，「藉由更吸引人、更亮麗的系列產品，我們想提供給女性消費者一種真實的購買體驗。」[13] 這就是行銷專家們所說的「市場美容」（beautification du marche）。

我知道自己對這場戰爭有點後知後覺，但我們在這裡碰到了一個敏感的主題：生理用品並不需要與化妝品工業遵循相同的規則，它同時也不是任何衛生管制的對象。這真的令人遺憾，因為這些產品會接觸到人體黏膜，且它們的吸收力遠比皮膚強大。我一生中有月經的日子至少有兩千四百天，也就是至少在五萬七千六百個小時之間，我的陰道會直接接觸某些未知物質。我很喜歡那些緞帶跟小花，但我更想要知道，自己實際上把什麼東西放進我最私密的深處。

陰道菌落的戰場

儘管我以往對跨國公司貢獻了接近兩千五百歐元，每個月都購買一盒十六枚衛生棉條或衛生棉，持續了快四十年；對我來說，這已足以建立信任關係，但我從來沒有收到通知，說這些公司的大部分產品，都可能含有潛在致癌或疑似會影響我內分泌的物質——例如戴奧辛、二丁基羥基甲苯（ＢＨＴ）、某些殺蟲劑或甚至除草劑❻。

就我所知，草並不會長在陰道裡。儘管某天我從婦科醫師口中，驚訝地發現那裡其實可以發現菌菇。據她說，這種真菌感染能解釋我的「小小搔癢」（我比較會用「灌木叢失火」來描述，不過別讓我們為這些小事爭執），而我已經用盡能力所及的一切手段排除。但一直要到某位生態主義女朋友，建議我用優格或椰子油塗抹陰道，並避免使用棉條之後才得以解決，因為棉條會吸收陰道黏液，阻擾陰道菌落。

儘管陰道不含雜草或昆蟲，它也會「開花結果」。由沾在我黏膜上微小細菌構成的菌落，多少扮演了舞廳圍事的角色。當有害的病原體冒出來，穿著不適合的衣服，滿身酒氣時，杜氏桿菌❼和F菌、胚芽乳酸菌、腸道菌、約氏乳酸桿菌，以及養樂多代田菌等乳酸桿菌，就會喊著全世界跑攤人士耳熟能詳的口號「我覺得你這樣不太好吧」形成菌牆。菌落便是如此保護我們免受病原入侵。直到我們初經來到，然後奮不顧身地在私密處放進衛生棉條為止。

請想像一下這幅畫面——我身體裡的小小軍團遭遇了像是漫畫《高盧英

---

❻ 譯註：指起初由孟山都生產的嘉磷塞（glyphosate，又名草甘膦），是「年年春」（Roundup）產品的主要原料，是全世界銷售最多的除草劑。有越來越多的非政府組織與公民，基於隸屬世界衛生組織（WHO）的國際癌症研究中心（CIRC）認定它可能具有致癌性，而要求禁止。

❼ 譯註：以德國婦科專家阿爾伯特．杜德蘭（Albert Döderlein）命名，於一八九二年基於可疑的原因而被發現。

雄歷險記》(*Astérix*) ❽ 裡高盧巨石與羅馬殿柱互撞一般的震撼。或天然或合成的、浸滿了不知名化學物質的纖維，藉由突襲戰術從陰道口攻進一間華麗的夜總會，而這處所在俗稱為「我的身體」；我所有的保安勢力，包括帶著德國口音的杜氏桿菌，都被捲入這場風暴裡，慘遭纖維殲滅。多數時候，這場對抗只會造成粘膜的乾燥，而後，我親愛的菌落又會在稱為內分泌腺的園丁照料之下再度繁盛。園丁會用荷爾蒙灌溉，使菌落恢復光彩，以準備好面對可能的攻勢，像是那些為時相當短暫的，一般來說是由手指、陰莖、新鮮蔬果，或者是以「謹慎包裝」寄來的人造物品等所發起的入侵。

另外，所謂「益生菌」的衛生棉條也存在好幾年了，據說能在月經期間注入預防性的「好朋友」細菌，藉以強化因荷爾蒙變化或重複感染而減弱的自然防禦，並復原陰道菌落。這些產品就像是我們在接受抗生素治療時吃的，避免真菌感染的膠囊月經版。

但此時，這場私密戰爭卻會產生一種罕見卻可能致命的災難——「中毒性休克症候群」（Toxic Shock Syndrome，簡稱TSS）。

中毒性休克症候群，如史蒂芬．金的恐怖小說

希望《魔女嘉莉》的作者能見諒，讓我用這部作品來說明中毒性休克症候群。中毒性休克症候群就跟恐怖電影一樣，讓一個無辜的人面對一批怪物，然後被殭屍吞噬。

事實上這是段詭異的過程。某種可謂普通的病原體「金色葡萄球菌」，有著奇異的力量，能在陰道菌落不注意時變身為狼人。它的武器是什麼？在某些情況下，它能生產出某種稱為TSST-1的毒素，就像在說：「噓，猜猜看誰會毫不遲疑殺掉你？就是中毒性休克症候群！」

這些症候一開始像是感冒，伴隨嚴重的發燒、出疹、脫皮（就是皮膚像洋

❽ 譯註：一九五九年問世的知名法國漫畫，被譯為上百種語言，並多次改編為動畫與真人電影，影響深遠。

蔥一樣脫落），和足以讓人失去意識的低血壓。有時也會造成腹瀉、嘔吐、肌肉痠痛。如果感染沒有即時治療，患者可能會在數日內死亡，只有十分之一的人能倖存。TSS也能引發壞疽，受影響的部位最後只能截肢處置。

要到一九七八年，這種症候群才第一次在兒童身上診斷出來，跟棉條沒什麼關係。感染入口可能只是單純的擦傷。但兩年後在美國，人們注意到使用衛生棉條與這種感染之間有關聯。「在一九七九年十月與一九八〇年五月間，出現了五十五個中毒性休克症候群病例，與七名死亡案例的報告。疫情在一九八〇年達到高峰，與女性生理用品相關者共有八百十三例，其中三十八人死亡。」[14]美國大學女性主義學者克里斯・伯貝爾（Chris Bobel），在一篇談論月經行動主義的文章中如此解釋。由美國疾病管制暨預防中心（CDC）進行的研究指出，由寶僑公司在一九七五年推出的Rely牌強力吸收型棉條，因為成分中的羧甲基纖維素（Carboxymethyl Cellulose，簡稱CMC）會形成極強的吸收力，以致徹底消滅陰道菌落，因而更容易引發中毒性休克。

儘管Rely已經下架，其他的棉條品牌仍然被要求，在包裝上標示出有中毒性休克症候群的危險，並特別建議棉條避免使用超過八小時，且每一次使用的間隔時間需要拉長。中毒性休克症候群的案例因此減少了，但還是沒有絕跡。最近在勞倫・瓦瑟（Lauren Wasser）的案例中，這位年輕的美國女演員與模特兒，在二〇一二年，因為靠得住衛生棉條造成的中毒性休克症候群後，必須接受截肢。另外她也決定將製造商告上法院。在法國，人們見證了中毒性休克症候群案例的增加，有時甚至致命，就像某位住在黎莫居的十六歲年輕女孩在二〇一三年的遭遇，她有二十個小時沒換棉條。

一九八五年，一群亞利桑那州的研究者提出了假說，認為希臘史學家修昔底德（Thucydide）在西元前五世紀記載於《伯羅奔尼撒戰爭史》（*La Guerre du Péloponnèse*）書中，那則發生於雅典的瘟疫故事，可能並不是一場瘟疫，而是由感冒病毒與金色葡萄球菌感染的結合入侵。[15] 但這個問題依舊是無解，醫學研究仍在進行中。二〇一六年六月，非常嚴肅的科學期刊《刺胳針傳染病》（*The Lancet Infectious Diseases*）因此刊登了一則來自奧地利維也納醫學院，與中毒性休克症候群疫苗有關，令人鼓舞的臨床實驗結果。[16]

二〇一六年十月，里昂公立收容院附設的國立葡萄球菌資料中心發出警告，宣稱中毒性休克症候群在法國再度爆發。儘管在一九九〇年代看似絕跡，人們卻仍舊在二〇〇四年發現四則病例、二〇一一年是十九則、二〇一四年是二十二則。假設在陰道內有金色葡萄球菌的女性中只有一%會發生這種症候群，那麼這樣的增長程度則令人憂心，但直到二〇一六年底依舊沒有得到解釋。

商業機密

在美國，女性從一九八〇年代起，就聯合起來要求更嚴格的生理用品管制，不只是因為中毒性休克症候群的危險，同時也是因為關切在構成原料（棉、纖維素、塑膠）、添加物（香精、軟化劑、柔軟劑等）中內含的，或在工業生產過程中所產生的化學成分。但是在法國，大眾知情的時刻比美國要更晚了許多。

一位十九歲的女學生，梅拉尼・杜爾芬格（Melanie Doerflinger），在二〇一五年的七月拉響了警報，她在change.org網站上發起一場請願，要求「明示Tampax品牌衛生棉條的成分」，這次請願也同時針對好自在。因為無論你是否相信，你都可以在法國任何一個地方，找出一盒衛生棉條或衛生棉，然後絕對找不到這些放在你私密處的產品的製造成分。梅拉尼・杜爾芬格的請願在數週內就收集到六萬人連署，一年後，名單將近二十六萬人。就像奇蘭・甘地和露琵・考爾的相關事件一樣，社群網路起了很大的作用。而這件在當初看來只是源於某種疑慮或私下傳言的小事，也因此獲得廣泛的認證。在二〇一五年八月，獨立實驗室AnAlytikA發表了對Nett、Tampax和Casino品牌下六種衛生棉條的初步研究。[17]這份研究揭露了，在分析樣品裡，有二十到三十種不同的化學成分都沒有在包裝上被提及。因為個人衛生產品，並不需要和會直接接觸並進入皮膚超過八小時的美妝產品遵循同樣的規範；它們唯一需要遵守的是紙類生產的規範，以至於這些產品不受到任何衛生機關的管制。

因此，與洗髮精、保溼乳液、口紅等相反，沒人知道在衛生棉條與衛生棉裡有什麼東西。更糟糕的是：就算有誰突然知道了這些祕密，他或她也無權揭發，否則就會遭到大品牌的法律追訴。製造商們固守在商業機密的屏障後，直到今天，依舊不能藉由大規模的研究來決定，是否會因為使用生理用品或衛生棉條而產生致病風險。因為科學研究的對象不是「危險」（到處都有），而是「風險」（在某些地方）：若沒有收到令人起疑的「微弱訊息」，例如前所未知的疾病爆發等跡象，便不能知道某種生理用品是否有問題，也沒有人會覺得這個問題值得探究。

二〇一六年三月，《六千萬消費者》（*60 Millions de consomateurs*）雜誌的實驗中心公布新的測試，確認在十一種受測的棉條與衛生棉中，有五種具有「工業副產品與殺蟲劑殘留」[18]。儘管這些殘留的程度「低於各種規範門檻」，但它們可不是什麼無害物質。例如，在寶僑旗下品牌好自在Silk衛生棉的蝶翼日用量多型裡，人們就找到了有機氯和除蟲菊精，並懷疑會對內分泌造成影響。

你不知道會影響內分泌的是什麼嗎？簡而言之，就是某些儘管非常微量、但依舊可以模擬荷爾蒙活動的物質。荷爾蒙是能指引許多生理程序的傳訊者，例如消化、生理韻律、成長與生殖等。想像一下，當你要發出訊息給你的摯愛時，結果有個假貨靠著模仿訊號攔截你的訊息，而它只是稍作改變：原來是「我想親你」，它卻說「我想欺你」；原來是「我渴望你」，它卻說「我渴了，你呢？」。無庸置疑地，你的摯愛會有點疑惑，然後給出不符期待的回應：本來要準備親熱一場的，他卻坐在桌旁，不知道要被欺是在搞什麼鬼。在生理上也是一樣，內分泌的混亂會改變器官的行為與生殖程序，可能會引發很嚴重的問題，甚至有時會具有遺傳性。

《六千萬消費者》雜誌的研究，同時也揭露了：在Nett品牌下的超級舒適科技、以及OB品牌一般正常型等樣品（兩者都屬嬌生旗下）之中含有戴奥辛；而在Tampax的清新輕量運動日用型中，則發現有機鹵素化合物。維克托・那松迭（Victoire N'Sondé）在其文章裡寫道：「根據世界衛生組織（WHO），這些汙染物可能會引發生殖、發展、免疫或荷爾蒙與癌症等方面的問題。但WHO認定此處的致癌風險在一定程度的暴露下，可予以忽視。但這些結果來自於對最受矚目的一種戴奥辛（TCDD）的研究，這種分子則受到世界衛生組織的屬下機構國際癌症研究中心（CIRC），界定為『已證實人體致癌物』。」[19]

或許在幾年之後，我們會知道自己忽視這些風險是否正確。但和同樣入侵我們日常生活、與疾病相關的事物——如空氣、食品或美妝產品等——相比，要確認生理用品是否與罹患某種疾病有關，並沒有比較簡單。而我們在這些方面的反省還遠遠不夠。在梅拉尼・杜爾芬格提出請願，要求製造商標示產品成分的兩年之後，二十六名連署人的心願最終仍沒能實現。除了這些有害化學物質的存在資訊之外，還有各品牌的沉默與不透明，使得越來越多的女性轉而尋求不同於傳統的生理用品。

轉向有機？

根據《六千萬消費者》雜誌進行的研究，十一個受檢樣品中，有六個沒有檢出毒性物質或過敏原。但這個實驗最驚人的結果，卻是在義大利公司Corman實驗室製造的有機品牌Organyc護墊中測出除草劑「嘉磷塞」（glyphosate，又名草甘磷）。這對品牌而言是一大打擊，他們自己也儘早做了實驗，並在研究分析獲得證實之後指出，殘留量僅「每公克中二十五毫微克」。然而，如果在護墊中使用的棉料，是來自於遵循有機農法的耕地，人們應該完全無法檢出這些物質才對。Organyc因而進行了一場調查，並作出有一批貨品受到汙染的結論，將錯誤歸給原料供應者。這個品牌決定召回在二〇一五〇七二三批貨中剩下的三千一百盒產品（該產品每年的銷量達六百萬盒），並在二〇一六年二月二十五日的新聞稿中，宣稱他們已經進行「一切措施，確保此類事件不再發生」。

另一個標榜有機的衛生保健品牌Natracare，在《六千萬消費者》雜誌的樣品測試中，沒有測出任何有害化學物質。他們說明，不同於傳統品牌，有機的生理用品完全使用棉料。「生產管制必須從棉花田到運送過程之間全程貫徹」，品牌公關負責人潔西卡・奇珊（Jessica Girsham）向我解釋：「因為有機製作過程要求非常嚴格。所以我們決定不在印度或美國採購，因為當地會有受到附近耕地上基因改造作物汙染的風險。」[20]這個一九八九年在布里斯托成立的英國家族企業，是提供有機生理用品的先行者。這個品牌每年生產八百八十萬盒，並行銷全世界——最先行銷的地方就是美國。法國是它的第五大市場。在原物料、廠房耕地與產品製造過程等方面，這個品牌強調的是在業界尚屬稀有的透明性。

一切都從吉爾吉斯的有機棉田開始，這個位於中國、烏茲別克與塔吉克之間的中亞山嶽國度。遊牧民族的農人種植不用殺蟲劑、不用除草劑，也不用基因改造的棉花，讓他們能夠在不對健康或環境有害的影響下生活並傳宗接代。

接著這些棉料會運往土耳其的工廠，進行分類並清洗，不用氯漂白，而是使用雙氧水，並採用特別設計、避免被非有機棉料汙染的機器。接著，棉料會用卡車運往歐洲的工廠，棉條、衛生棉和護墊等產品會在德國、瑞典和希臘的工廠中成形。之後，所有產品會用卡車運往布里斯托，進行批發運銷，再送往銷售點。這段程序中最不環保的可能是運輸部分，這個品牌計算自己全數可作堆肥的產品碳足跡，每片衛生棉有二三・五公克的二氧化碳（若不堆肥分解則另加六公克）。潔西卡・奇珊表示，一棵樹只需要九小時，就可以吸收每片衛生棉所產生的二氧化碳。

這些計算對你來說可能很抽象，但請看潔西卡・奇珊就傳統生理用品一事寫給我的內容：「這些產品之中，多數含有塑膠製品——有時甚至達到九〇%之多。在每年丟棄的四十五億份生理用品中，這個數量代表著如果把它們首尾相連，可以從地球連到太陽。」[21]儘管用過的衛生棉排成一長串進行星際旅程相當罕見，但我們只要看看在地球上不斷增加的垃圾量，並自問如何能停止這一切就行。何況大型跨國公司所生產的衛生棉與棉條，還跟原料一樣都不曾標示在盒子上。

某些品牌，儘管致力於在網站上標示出棉條與衛生棉是用什麼做成的（並不總是用法文），但相反地，盒子上卻什麼說明也沒有。在寶僑的美國網站上走一遭，就能獲得像是超級冷笑話的答案。在打開一頁陳列品牌使用原料的網頁時，所有產品都混在一起——洗衣精、女性衛生用品、尿布、洗髮精、香水，網站上還大大方方地聲明：「您的信心，是我們最重要的原料。」[22]如果我們考慮到世界上有數以百萬計的女性購買相關產品，卻對成分毫不知情，上述的聲明就也不算全錯。然而不只是寶僑、嬌生和金百利克拉克三大品牌。還要算上一些超市銷售的小品牌，某些無人知曉的製造商；在法國，這些占有三成的市場。

除了我們的信心、一點戴奧辛、一點嘉磷塞和殺蟲劑之外，各品牌還選擇把性別平等的鬥爭步伐也一起裝了箱，在廣告裡吹噓女性的解放和反對性別成見的鬥爭。好自在非常善良地在二〇一五年推出了「女孩，無人可擋」（Comme une fille, rien ne t'arrête）的宣傳，有一支動人的影片，將性別成見如何打擊年輕女孩自我評價的方式搬上檯面。但我們更想要的只是，能使用合乎規範（就算是強行加上也好）所生產的衛生棉條與衛生棉，而不必擔心自己的健康或地球的未來。

CHAPTER 5

血出百分百的天然方案？—

在今天，我們像是沒頭的鴨子，從一個物件跑向另一個，於幾百個優格、餅乾和棉條品牌等讓人疲倦的選擇中迷失方向時，可清洗的衛生棉有機會成為我們的親密友伴：先用手洗，然後丟進洗衣機與其他衣物一起用三十度水溫清洗，這些棉布像是小彩旗般妝點家居，跟內褲或襪子沒有太大的不同。

根據統計，在四十年的月經生涯裡，我總共使用了一萬兩千到一萬五千個棉條、衛生棉和護墊。這花了我兩千五百歐元，製造出一噸半的垃圾，就在此時此刻，正毒害著鯨魚與水族、地下水層，甚至可能是對我也沒什麼不好的鳥類，這一切都是為了要承接我寶貴的經血。又根據另外某些統計資料的說法，在我十三歲到五十三歲之間的每次經期裡，也不過就是二到五湯匙的量。二〇一〇年起，我的女兒接了棒，開始每個月流血，就像一千六百萬名屆齡的法國女性一樣月經來潮。

先不說垃圾，工業生產的過程本身就會對環境有所影響：製作塑膠與碳氫化合物、內外包裝、合成纖維，還有用氯漂白、木材與棉料加工等等。加工或製造這些產品的人員，同樣也暴露在無法忽視的劑量下；一方面是殺蟲劑和除草劑，另一方面則是化學製品。他們是否有足夠的報酬？他們是否知情？我們對棉條與衛生棉的這一面，不比對別的產品知道得更多——或許更少。誰會想要和別人說自己在衛生棉條工廠裡工作？誰敢重新檢視棉條的價格，不怕被認為是下流或粗野的人？當要抗議生理用品的價格時，女性們便再也不能站在有力的位置上了。因為最大的受益者不只是跨國公司，連國家也有一份。

粉紅稅：必需品立法

因此，我不只惡搞了自己，製造了至少會持續五百年的海洋汙染，我還敲了自己好大一筆錢，在每一盒生理用品上花了二〇％的商品增值稅❶，而非對生活必需品課徵的五·五％。這種罰款一直持續到二〇一五年，我不再增生子宮內膜的那年，在女性團體與更大規模的公眾意見壓力之下，法國國會總算在某次激烈的辯論之後，投票決議降低這類商品增值稅的稅率。也因此，要我現身在國會向這批先生們（直到二〇一五年，我們還只有二七％的女性國會議員）解釋為什麼生理用品不是奢侈品的念頭，始終沒有浮上我的腦海。

❶ 譯註：在臺灣，生理用品稅收為五％營業稅；二〇二一年十月，生理用品免稅提案於立法院一讀通過。

對那些不認為生理用品是生活必需品的人們，我想提醒一下，這始終是在街頭、戰場、貧窮裡討生活的女性們首先要求的事物。因為缺乏保護措施，在非洲某些國家裡，數以百萬計的中小學女生在月經來潮時不能上學。而根據聯合國教科文組織的一則報告指出，她們會使用乾樹葉、汙泥、牛糞、動物毛皮、抹布或衛生紙來吸收自己的經血；[1]這令她們不僅不舒服，也暴露在感染的危險之下，更不用說萬一嚴重時還得遭受生殖器切除的情況了。[2]

在剛果民主共和國，位於金夏沙的社會平台「伊瑞寇之屋」（House of Irico），發起了一場名為「打破沉默，談談月經」的宣傳活動[3]，藉以讓在這個多年來飽受戰爭肆虐國家裡的年輕女孩與女人們，在衛生保健與衛生棉使用上具有更高的自主性。

二〇一六年十月，在《解放報》上的一篇文章，強調「對敘利亞圍城之中的女性而言，月經是個大問題，比其他一切問題都嚴重」。一位二十三歲的年輕女性提到，她必須「使用舊衣（當作保護）」，並減少使用稀有而難以取得的衛生棉次數，直到重複使用的程度導致引發真菌感染、腰痛，以及陰道和尿道的感染。[4]

在尼泊爾的某些地區，基於一種稱為「袞巴底」（Chaupadi）的傳統，女性仍必須在月經來潮時離家自囚於野外隔離小屋裡，儘管這個傳統在二〇〇五年已被廢除；[5]在印度，人們禁止經期女性泡澡；而在玻利維亞，人們讓年輕女孩相信衛生棉可能會致癌（從前章看來，這可能也沒錯）。對數以百萬計的女性而言，情勢危急到必須設立國際月經衛生日，就在五月二十八日，好消除禁忌，也讓進行相關工作的非政府組織有二十四小時的宣導機會，讓大眾能更理解這個問題。

既然談了這個主題，我也想要知道為什麼主要成分是糖、且廣泛被認為對健康有所危害的可口可樂[6]，只和日常必需品一樣課徵五・五％的稅。為了進一步理解這個問題，根據一份二〇一五年的研究，我還得知汽水也可能影響女性健康，提早初經年齡（今天大約是十二・六歲），還會提高五％的乳癌風險。[7]

無論如何，有賴於「敢於女性主義」（Osez le femi- nisme）或「喬潔可麗餅」（Crepe Georgette）❷等團體，以及其他女性團體所發起的宣傳活動，法國在二〇一五年十二月修改了生理用品的稅捐稽徵法令，自此而後應用的商品增值稅率降為五・五％。而跨國公司等生產商，必須依此調整售價。

此時，這場戰爭在歐洲延燒，各國希望能借鏡愛爾蘭或美國，讓生理用品徹底免稅。二〇一六年三月十八日，歐盟委員會決議，讓所有會員國都可以徹底免除生理用品的增值稅，在此之前，會員國並無權力免除此稅。大英國協在二〇〇〇年已經將稅率從十七・七％降至五・五％，而人民團體與政黨則持續在國內施壓，要求免稅。自從二〇一六年六月英國脫歐之後，就可以不管歐盟自行決定。

在德國，稅率維持在十七％，而鮭魚和魚子醬等產品則如同生活必需品般將稅率定在七％。我想建議德國用鮭魚交換衛生棉、用魚子醬交換棉條，但我懷疑它們的吸收力是否會如想像中那麼好，更別提取代之後，棉條跟衛生棉在雞尾酒點心裡的味覺表現肯定很糟。比利時也是一樣，生理用品課稅二一％，巧克力則屬日常必需品課稅六％，而它可能會在取代生理用品時消失於內褲之間。在西班牙，生理用品則是課以一〇％的中介稅。在商品增值稅本來就相當高的國家，像是瑞典和挪威，則課稅二五％。至於匈牙利，右派政客維克多・歐班（Viktor Orban）的國家，塞給大家二七％的稅率。但在二〇一七年六月，紐約市甚至提供免費生理用品給公立高中與大學，還有遊民收容所和監獄等。

在法國，儘管取得了把增值稅降至五・五％的勝利，仍屬成效有限，因為原先的要求是降至處方醫療用品的二・一％，或甚至〇％。別忘了，即使一千六百萬名女性在每個月裡都可能有五天的需求，但在公共廁所、火車或飛機上還是不提供衛生棉與棉條。避孕用品隨時都可以從黏在藥房牆上的販賣機

❷ 譯註：兩者皆為倡議女性主義的法國民間運動團體。

取得，這樣很好；但為什麼要拿到衛生棉條，特別是在夜晚時分，會這麼困難呢？

就像其他許多議題一樣，對於這個問題，我們又得受限於怪異的次等方案，為了讓大家都可以取得疑似有損健康與環境的產品而戰。在這些彼此矛盾的指令下，我們邊遵守某一條規矩，邊背叛另一條相關的規範，卻逃不出這個情境（要記得，這時候血正在流）。在這種心理狀態之下，個人別無他法，只能接受自己在瘋狂中滅頂。不要再像漫畫裡一樣，把漏斗戴在頭上裝瘋賣傻了，或許這正是證明勇氣並尋求其他解決方案的時刻。這些方案一開始時或許會讓人有些驚訝，但仍然值得我們停下來想一想。

杯子正滿

月亮杯這個東西不像漏斗，比較像是奶瓶上的奶嘴，它由矽膠、橡膠或乳膠製成，能在一定時間內收集經血，最高長達二十個小時，不會產生不便，特別是不會把黏膜吸乾。這是一個可靠的解決方案，因為在一段相當長的時間裡，幾乎不可能滲漏（衛生棉條理論上必須每四小時換一次，不可留置在陰道裡超過八小時）。這個杯子可以在運動、騎馬、跳舞或進行重要的量子物理研究時配戴，不須害怕雙腿間鮮血淋漓。這是一種經濟的方案，因為月亮杯的生命週期至少有五年，每個售價從十三到三十歐元不等。就算我們基於原則問題一次買兩個，若與五年內花在棉條上的三百六十歐元（以每次經期約六歐元計算）相比，這也代表了相當程度的節約。

儘管月亮杯的原始設計在一八六七年就出現了（根據前文提到的月經博物館館藏資訊），但要到一九三〇年，才由一位三十多歲的美國女演員，里歐娜・查爾莫（Leona Chalmers）註冊了名為「Tasette」的專利，而要到一九六〇年代末期，才會以不同的名稱上市。

里歐娜・查爾莫寫過一本關於女性私密生活的書[8]，她在一支企圖讓大家認識這個發明的廣告裡，毫不遲疑地向女性做出如同為她們摘下月亮的美好承諾：「我找到了跟夏娃一樣古老的問題的解答……就跟大多數健康有活力的女性一樣，我常會因為月經的週期感到困擾。擔心發出氣味、感覺骯髒，尤其是我使用的厚重保護措施，讓月經變成我的惡夢。這讓我在最需要的時刻，失去一切自信……現在，史上第一次，每個月經來潮的女人都可以擁有這一種『隱形』的生理用品。Tassette，一個柔軟的小橡膠杯，能夠除去骯髒的感覺、難聞氣味的風險，以及丟棄垃圾的麻煩。簡單說，這代表著無論你去哪裡，做什麼，心情都能安穩、清新。」9

不幸的是，不論是心情安穩或清新，這對才剛發現拋棄式衛生棉，因而質疑生理用品重複使用是否衛生的美國女性來說，都不是足夠的理由。更不用說在使用月亮杯時可能會產生的尷尬。比起衛生棉條，月亮杯更需要與自己的私密處和平共處。在一九三七年，這種和平共處並沒有廣泛地被人接受。儘管日後又發明了外形讓人想起子宮帽的可拋式月亮杯，並在一九五〇年代以「Tassaway」之名重新推出，但這個產品依舊冷門。它的銷售潛力也同樣大受限制，因為一個月亮杯可以維持十年，這必然不能為股東們獻上兩位數的成長率。

到了一九八七年，月亮杯在美國以「The Keeper」之名，作為棉條取代方案重新浮出水面時，此時女性已經因為一九七九年數百例的中毒性休克症候群，開始對棉條失去信心。儘管社會變得更加重視環保，但月亮杯仍然難以征服市場。在歐洲，月亮杯則在二〇〇〇年出現，有許多品牌上市，具有不同尺寸，主要透過網路販售：有給未曾生育女性的小號，以及給已有生育經驗女性的中號。但一直要到二〇一〇年代初期，銷售才有起色。品牌與尺寸頓時倍增，而到了二〇一六年，月亮杯終於出現在某些超市。從此我們可以買到「迷你」型號，或附有圈環讓人更容易取下的版本。

就像許多女性部落客和影音部落客，在她們倍增的推銷「教學」中所指出的，月亮杯需要一點練習的時間。儘管放置相對輕鬆，但拿出來卻可能需要一點靈巧度。打翻月亮杯，以致把廁所或淋浴間變成命案現場的風險是不可忽視的。在衛生條件僅僅還過得去的公共場所換杯也不大實際。我女兒的噩夢就是，把月亮杯掉在夜店廁所煉獄般的地面上。不可能再放回去，若也沒有救援措施的話，這可能會讓人像她說的那樣「想破卵葩」。不必對這句話的生理譬喻想太多，但要知道，使用月亮杯並不如拋棄式產品那樣簡單。這種簡單性只是個誘餌，月經來潮的女性，始終都要預先準備好面對流淌而出的血。不過我女兒，既不是體操師也不是雜技演員，用起月亮杯來卻已經駕輕就熟。據她所說，由於月亮杯能比棉條留得更久，讓人更好安排行程，因而有越來越多女性選擇這種保護措施；它只須清洗，並在月經結束後用滾水消毒，下次就能繼續使用。若要更簡化這個步驟，某些品牌提供專用盒，可以用來把「杯子」放進微波爐消毒。

儘管中毒性休克症候群的風險仍無法徹底避免，但比起棉條，月亮杯的風險要小上許多；陰道菌落與杜氏桿菌大軍似乎能與其和平共存，而許多女性使用者也認同，在改用月亮杯的幾個月之後，真菌感染與膀胱炎都會痊癒。

二〇一六年秋季，一種新版本的可拋式月亮杯由Flex品牌在美國上市。這是一種極為柔軟的聚合物「月經碟片」，置於子宮頸口，而且根據製造商表示，它就像可重複使用的月亮杯一樣，可以連續使用十二個小時。基於美國人喜歡賦予產品某種「使命」的傳統，這個品牌在網站上表示「相信一個女性喜愛自己身體的世界」[10]。Flex月經碟片保証不含乳膠，適合對乳膠過敏者使用，一片容量相當於五支棉條和衛生棉的吸血量，在減少垃圾量方面具有優勢。但它的祕密武器，是在做愛時也能夠維持在原處不動，對那些不想要弄髒伴侶或床單的女性來說是個優點。這個由蘿倫・舒爾特（Lauren Schulte）依據工程師芮狄・塔瑞雅（Ridhi Tariyal）的想法，在加州所成立的新創事業，及早併購了它最大的同類產品競爭者Softcup，並且集資一百萬美金，不只是對美國、還對歐洲的市場展開攻勢。一盒八個二十美金的售價，想必會讓預期獲利更加提升。

與海綿寶寶做愛

月經碟片並不是唯一讓人可以在月經時做愛的保護措施。若要溫和自然地吸收血流，我們可以改用一種可重複使用的海綿，藉以吸收較少量的血流，用中性皂與水清潔，三塊海綿價格大約在十四至十五歐元之間。

有些網站認為海綿必須要用精油消毒，並且不建議配戴避孕環的人使用。其他網站則認為若在使用前浸泡檸檬水，海綿也可以有避孕作用，但並沒有任何針對此效用的研究，這種方式需要謹慎對待。

販售海綿的品牌慎重聲明：這些海綿是在「生命終點」時採收的。因為海綿是種可能存活數千年的生物。當我說「存活」時，我不是說它是植物，海綿其實是種動物，稱為多孔動物。在法國有機商店或網站上販售海綿的 Mensi 品牌，在包裝上指出這些是「Fina Dalmata」海綿，來自於「地中海永續漁業，致力於生態管理；經過清洗、去除鈣質與有機汙漬，並且用雙氧水稍微漂白」。使用說明中表示，這些海綿「有著從希臘羅馬時代開始的使用傳統」，接著指出「可能有極微量的海藻留在海綿中未被清除」，但「不會對產品品質造成任何危害」。

不管是拿來洗碗還是放進陰道，我們最好要知道，海綿有原始形態的神經系統，卻沒有呼吸器官或生殖器官。海綿寶寶會好好打理我的身體嗎？就像這些海綿的無害性或衛生程度一樣，有待證明。與傳統衛生棉條相比，海綿與黏膜長時間接觸的影響，也沒有經過更多大規模研究的考驗。

話說到這裡，或許您會開始覺得有點不舒服。這就是B計畫的第二步該現身的時刻了：月經用合成海綿，銷售品牌有Beppy，和JoyDivision旗下的Soft-Tampons。Beppy是在荷蘭製造的慕斯軟綿條；Soft-Tampons則在德國製造，其他產品還有情趣用具，如用來讓男性發現他們的「P點」——像是女性「G點」——的前列腺刺激器（根據一則吹噓此物神效的廣告）。我花了很長的時間觀察這個刺激器，還是不知道那怎麼可能使用。

這種在某些藥房或網路上販售的一次性拋棄式海綿，就像傳統棉條一樣，不能使用超過八小時，特別建議在「游泳、三溫暖或做愛時」使用，但必須保持最高度的謹慎，以免繫繩從胯間出現。Beppy的Soft+ Comfort型號上有一個小洞，讓人更容易取出。為了讓這個帶點運動性質的「拆卸」行為不那麼戲劇性，Beppy表示，卸除海綿並不會比戴隱形眼鏡等活動來得更複雜。當我質問這些產品的成分時，他們在荷蘭的代表費爾迪南・威廉斯（Ferdinand Willems）毫不困難地回答：「沒有祕密，沒有問題！」他說，「製造這些海綿的Asha國際，是歐洲唯一一個遵循ISO一三四八五規範的月經護理產品製造商，接受這個認證的產品，可在人體洞孔內放置超過三十分鐘。」[11]

「wet」系列則由lactagel公司以聚氨酯慕斯製造❸，浸泡在一種以維持陰道最佳酸鹼值四・五為目的的液體中。一九九六年的「dry」系列與二〇〇六年的「wet」系列，這些海綿都是由台夫特（Delft）大學的婦科專家與一位女工程師所發展出來的。費爾迪南・威廉斯指出，由於行銷全球，這些海棉在中國特別容易被複製，因而缺乏品質保障或透明度；他並提醒著，理想上，這些海棉必須拿來作為其他生理用品的輔助之用。由於它們的價格偏高，依據「dry」或「wet」的不同選擇，每個海棉約比棉條多出一至二歐元。

為了不使我們的阮囊（不是那個囊！）羞澀，此時就要進入C計畫：可清洗、可重複使用的衛生棉、護墊與內褲。

不要再丟了！

當我對身邊的人說到可清洗的衛生棉和內褲時，很難引發什麼熱情。「回到我祖母的時代？不了謝謝。」二十年前，有位朋友在聽我說完可清洗的幼兒尿布而我竟沒把自己掐死之後，做出這樣的總結。對我這個世代的女性而言，

---

❸ 以下是確切的成分：甘油、水、乳酸、硬脂酸PEG-40、羥乙基纖維素（HEC）、碘丙炔正丁胺甲酸酯（IPBC）、2-bromo-2-nitropropane-1-3-diol、氫氧化鈉。

可重複使用的產品，總象徵著我們母親那一代視洗衣機的到來為天降奇蹟、奴隸解放，當然還有終結凍瘡的回憶。在我成長的法國南部，人們還是用手洗衣服，在洗衣板上，用洗衣刷、洗衣棍和馬賽肥皂。水很冷，我們還會在大型的洗衣桶裡煮沸床單、餐巾和抹布。人們較少更換衣服，把矯情造作的服裝留到週末，為了「星期天用」的穿著，然後再穿回那些衣服、襪子、內褲。

只是在某些事情上，我還真想要回到祖母的年代。別急著罵我，我說的是某些事情上。儘管我在成衣文化裡長大，但我還記得祖母會依季節、顏色和類別來整理衣服。在我祖父過世之後，她穿戴上喪服，連內衣都不例外，「黑色特別好洗。」她說。她來自洗衣業者的家庭，知道自己在說什麼。一年之後，她折好自己的黑色衣服，存放在地窖裡，等待下一次死亡。基本的概念就是什麼都不要丟掉，若是做好防蛀，衣服可以跟著你走上墓園：先是別人的，再來就是你自己的。在等待這個令人沮喪的時刻到來之前，我的祖母拾起對印花與粉彩的熱情。她會在家裡穿著五顏六色的圍裙，以免弄髒衣服，並在椅子上鋪好保護，讓椅子保存得更久。一切都只是儀式、習慣、重複確認，就像她會輕輕敲牆，好知道住在隔壁房間的我是否醒著，或者像是她邊哼著歌，邊用高溫殺菌牛奶準備的小馬牌巧克力奇怪的氣味，接著做麵包片，乾得讓我懷疑是從二次大戰留下來的存貨。

我的祖母在月經來時，只使用可重複清洗的衛生棉。我不知道她是否在上面繡上自己的名字，也不知道她怎麼洗的，因為在我出生時她已經進入更年期。我所知道的，是根據國家統計局統計，在今天的法國幾乎所有家庭都有洗衣機，而衣服已經變得像是衛生棉與棉條一樣可拋棄。我有天見到女兒把她只是試過的T恤當髒衣服丟。她從來沒想過要連續穿兩天同樣的衣服，相較之下，我有的卻是整個星期都要穿的無袖內衣和內褲。

在今天，我們像是沒頭的鴨子，從一個物件跑向另一個，於幾百個優格、餅乾和棉條品牌等讓人疲倦的選擇中迷失方向時，可清洗的衛生棉有機會成為我們的親密友伴：先用手洗，然後丟進洗衣機與其他衣物一起用三十度水溫清洗，這些棉布像是小彩旗般妝點家居，跟內褲或襪子沒有太大的不同。因為一般來說它們不會是白的，而是染色的，還附有固定機制，保證比可拋式衛生棉那種人盡皆知、只黏你手的膠帶更有效，更別說那些恣意亂翻的小翅膀，唯一的目標就是帶著血跑來跑去毀掉你的內褲。可清洗衛生棉的按壓鈕扣設計，能確保更高的穩定性，與皮膚接觸的舒適度也更高。照製造商所說，採用的是九〇到一〇〇%的有機原料。最常用來吸血的，就是棉花與竹纖維。

在法國，許多企業都推出了可重複使用的生理用品，主要在有機商店與網路上販售。在二〇〇九年創設的 Plim，不只提供月亮杯、衛生棉與護墊，還有漏尿防護用品、可以加熱紓解經痛的櫻桃核靠枕、小型置物袋和完整套件。所有產品都在法國用自然或有機原料製成。類似的品牌還有「在我的內褲裡」（Dans ma culotte），就像它名字所指出的，販售各種衛生棉和護墊，如果人們想要，還可以自行組裝；另外還有月亮杯和有機衛生棉條，全都在諾曼地區製造。儘管這些產品一開始看來價錢較高，但相對於傳統工業生產的拋棄式用品，我們其實可以慢慢回收成本。

這個活動也同樣在美國發展起來。在這裡，對抗月經禁忌的想法，帶著一點堅持到底的魅力。在二〇一二年，兩位印度裔的雙胞胎姊妹，拉達與米琪・阿格拉瓦（Radha & Miki Agrawal），決定要創立Thinx品牌，推出一種跟上潮流的經期用吸血內褲，卻在紐約市與網路上點燃一陣怒火。二〇一五年，她們在地鐵上做了「Thinx・給有月經的女性」的宣傳，只因為提到「月經」字樣，直接面對公權力與可能被交通公司下架的威脅。不管是否真的會被下架，這反而讓品牌獲得了最大的能見度。Thinx自行撤換了這次宣傳，並納入「跨性別與酷兒」——這些人可能也有月經，但不希望自己受到指定性別的侷限。

或許有些人在面對這個神祕的產品時會疑惑，一條看來簡單的內褲，如何能吸收兩支棉條的流量？要知道，Thinx販賣的這種內褲共有四層：第一層是與皮膚與黏膜接觸的棉布，第二層能殺菌，第三層利用棉與聚氨酯混合來吸血，第四層則藉由銀質密閉層防止滲漏。儘管聚氨酯的存在並沒有讓我太著迷，我也不了解為什麼內褲要執行我的陰道菌落就會做的殺菌工作，但穿上銀質內褲的想法還是吸引了我。當然前提也要是自己能擁有才行，這種內褲的售價介於二十四美金（少量型）和三十九美金（量多型）之間，還提供首次投資之後的實際節約方案——因為要有三到七件內褲才能組成月經「套組」。

在回答我詢問的信件裡，品牌的公關主任切爾西・萊伊伯（Chelsea Leibow）告訴我，這些內褲都在斯里蘭卡製造，而為了每件賣出的產品，Thinx會將一套可清洗重複使用的衛生棉送往烏干達，好讓年輕女孩在她們的「羞恥週」能繼續上學。相對地，Thinx並未提供我營業額、銷售量，以及在斯里蘭卡為紐約客和歐洲人製作內褲的工人報酬與工作條件。「這些資訊是機密，」公關主任解釋，「我們是個有限公司。」

儘管毫無疑問的，因為面對競爭者的強大壓力，透明度並不是Thinx的優先事項，但這品牌還是標榜著能讓月經成為人們可以輕鬆談論的話題，就像在二〇一六年九月的紐約時裝週上，吸血內褲的樣式，比多數展出的平凡內褲還要更美，顯然也更舒適。而這天的背景音樂，則是藝術家、同時也是帶血跑完馬拉松的奇蘭・甘地所敲出的鼓聲。

直覺放血流

根據統計，有八億名女性會在你閱讀這本書時月經來潮。對她們之中極大多數的人而言，這是每個月都必須解決的「問題」。而就像我們在前面看到的，不管任何情況之下，要選擇一種良好的生理保護措施，都會讓人絞盡腦汁。

好幾年前，「自由放流」這種革命性的新型經期保健法在美國出現：這意味著把經血留在陰道裡，就像尿液一樣，到廁所再排出。理論上，這讓人可以完全免除月經保護措施。這種方式在所謂生態主義圈的深處非常流行（等我知道到底有多深時會向大家解釋），而其信徒越見增加。一個接近兩千五百人的臉書群組如此見證：要和衛生棉、棉條、月亮杯以及其他生理用品等俗物斷絕關係的女性不斷增加，希望能藉此奪回控制身體的權力，並終於能與自己的子宮、陰道、卵巢，或許還有受到現代生活重創的頭腦等器官，重新建立關係。

就像所有女性一樣，我已經有了自由放流的經驗，我會在沒有生理用品的時候，被突如其來的月經嚇到。忍住血流並不容易，但也不是不可能，只要我們收緊會陰部分，用不上什麼巫術，就算那裡不是括約肌也沒問題。若要達成這個任務，沒有什麼比藝妓球（串珠）或尤尼蛋（晶蛋）更好了。這也對床第體驗有益，因為能夠刺激盆底肌肉的張力（是的本人的內在世界也是有底限的，請別太驚訝），而在更年期後，還有助於避免漏尿。

幾年前，「重新與我的子宮連結」這個概念讓我感到莫名其妙，在讀到某些相關見證的時候我還差點大笑出來。但某些例如太極之類的練習，儘管有點隨意，卻讓我重新思考這個問題。不只是與（從青春期以來就沒讓我脫離過魔掌的）子宮「重啟連結」，還有與自己的身體、頭腦、林間的風或天空下的雨等等，都讓我獲得從來沒有發現過的樂趣。這就是為什麼我能用更善意的眼光來看待自由放流，不至於認為那會破壞我的唯物主義信仰。

讓自己放鬆，任其流瀉，就像是裸體泡在水裡一樣。只可惜，穿著最簡便的衣服，並隨著腳步滴血，還不是能被廣大社會接納的行為。也並不是所有人都能逃離這些現代生活的侷限，在辦公室、工廠、交通工具或超市裡，人們毫無疑問地會提醒你違反了衛生規範。我有許多較年輕的朋友都嘗試過自由放流，卻沒有一個能持續下去。根據專家所說，至少要堅持四到五個週期，以及對自己足夠的信心，才能掌握這種技術。在練習期間最好保持冷靜，盡可能接近廁所，好在需要放流時能就近解決——根據這些新進教徒的證詞表示，大概每十分鐘就有一次。

那些在網路部落格上，表示成功進行自由放流的人們說，這是一種解放。有時候這還會和某些特殊的食物選擇，例如生食和／或素食，或採取荷爾蒙避孕法等有關聯。提到這種避孕法的文章，常會被某種我們更想看到被用在工業產品上的批判精神嘲笑或詆毀。當被問到自由放流的危險時，許多醫師指出，將血留在陰道中超過兩個小時，可能會有增加細菌孳生的風險。那麼如果是我們不知道成分的衛生棉條，包裝上還寫它能浸滿經血放在體內八小時，又該怎麼說？我覺得更可怕的是，精子可以在子宮裡存活近四天，但卻沒有醫師警告我們這種外來液體的殘留問題，或陰道菌落知不知道該怎麼處置。

我已經過了那個自由放流的年紀，我也懷疑，根據我從以前到現在的生活模式，是否能適應這種方法。但我還是樂於得知，全世界的女性們重拾自己對於月經的權力，讓她們同時能拋開生理用品、省下可觀的費用，還能達成垃圾減量。

藝術經

對可重複使用的月亮杯或自由放流法懷抱熱情的人們，在網路上藉此熱烈討論著與自己身體的和解。將血液認定為一種液體、一種酒液或一種精華液，而不是在棉條或衛生棉上的汙漬，讓人對它可以有不一樣的想法，意識到它的價值。某些人在生態主義的熱潮中收集經血，用來作為綠色植物或花園作物的堆肥；事實上，就像古時男女所懷疑的那樣，血液中的鉀，的確有能作為肥料的特質。另一方面，這場放流的運動走得比月亮杯更遠。它也滿足了藝術家們，越來越多的人採用經血來作畫或布置。

在藝術史家艾蜜莉・布娃（Emilie Bouvard）的記憶裡，奧地利藝術家伐莉・艾克斯波（Valie Export）首先「在一場毋帶遺失的錄像表演中使用經血。那是一九六六至一九六七年，在女性主義盛行之前，一場使用八釐米底片拍攝，名為『Menstruations Film』的三分鐘表演。伐莉・艾克斯波還多次宣稱，自己當時尚未聽說過女性主義。這位裸體藝術家在月經時坐在凳子上排尿，過程由妹妹拍攝下來：整個凳子與牆上都流淌混著血的尿液。這裡造成的越界問題有三個層次：經血與尿液等素材便讓人覺得汙穢，而排尿使人覺得放鬆的事實、甚至排泄的愉悅等也都已經是禁忌，最後還加上一位主動排泄出這些素材的女性」[12]。

艾蜜莉・布娃記得經血同樣也出現在藝術家茱蒂・芝加哥（Judy Chicago）的課程之中，她先是在佛萊斯諾（Fresno）學院，接著是與洛杉磯的女屋（Womanhouse）組織合作，在CalArts學院教授課程。茱蒂・芝加哥在一九七一年製作了「她首件非極簡亦非抽象的作品《紅旗》（*Red Flag*），這是一件版畫作品，其中可見一名女性取出衛生棉條……這則影像成為一種象徵，並在不同的女性主義藝術刊物上一再翻印」[13]。一九七二年，這位藝術家製作了一則裝置：在潔白無瑕的浴室裡，有個垃圾桶滿溢著使用過的棉條。

在今天，美國的簡・路易斯（Jen Lewis）在她的網站「血之美」（Beauty in Blood）上，讓經血呈現出某種魔術液體的面貌。而維妮莎・提耶哥（Vanessa Tiegs）所畫的「陀羅經」（menstrala），則結合了冥想用的曼陀羅與月經。二〇〇六到二〇一一年間，藝術家和女同志行動者札內爾・穆侯里（Zanele Muholi）在南非好望角進行了一項「月經痛楚」（Period Pains）的計畫，她將自己的經血用於布景之中，創作出美到令人眩惑的有力作品。

在法國，人們可以舉出的例子，如印格瑞伊・貝童—摩安（Ingrid Berthon-Moine），她在一系列十二幅題為《紅即是色》（*Red is the colour*）的肖像中，呈現出用經血當作口紅的女性們。約翰・安娜（John Anna），用自己的經血作畫，並創設了一個叫做「女生理期」（womanstruation）的網站，希望在造型藝術與當代女性主義的交會點立足。在瑞典，攝影師阿維達・比斯特倫（Arvida Byström）喜歡在最少的細節中展示私密性，藉此為月經解碼。她的Instagram已經有十一萬三千名追蹤者。

二〇一四年，攝影藝術家瑪莉安・侯森斯提爾（Marianne Rosenstiehl）在巴黎舉辦一場名為《詛咒》（The Curse）的展覽——這其實也是美國與英國用來稱呼月經的名字之一。展出的二十四張照片中，探索了從青春期到更年期的月經，作為一則藝術項目的見證，就像她在展覽文字中所闡述的：「月經，這個生理現象的隱而不顯，它充分參與了一半人類的私密生活。」不管是呈現出女性蹦過田野，用經血殺死蛞蝓，或小小「英國」兵從女性身體裡蹦出來，這位藝術家表達出了幽默以及情感：「透過攝影，我寧靜地、以正面或錯位的方式，訴說自己對禁忌的觀察。女性的私密、愛情關係、更年期、某些跨性別者對陰性的狂熱追求、語言密碼（在所有語言裡，為了不說出口而使用的荒誕術語）等。再加上希望與和解。」[14]

CHAPTER 6

數血而止

無聊的時候，我喜歡想像女性們企圖在完全的黑暗裡，檢查自己子宮頸黏液的品質，在床頭櫃上摸索溫度計量體溫，再把這些資料記錄在行事曆上。未來世代在考古廢墟裡發現這些我們這世代的遺跡時，肯定會產生相當的困惑。

在我十五歲時，讓訪客走進愛之殿堂的時刻已來敲門，我有必要採取某種有效的避孕方法，以免這個殿堂太早變成育嬰房。

就像我說過的，由於避孕藥的出現，我屬於第一個有權做愛而不怕懷孕的幸運世代——至少在我成長的優渥社區裡是這樣。這段迷人的時光雖沒有持續太久，卻包含了我性生活的頭十年；直到一九八四年愛滋病出現，對血的禁忌再度死灰復燃為止。

吃避孕藥曾經是種解放的象徵，也能幫女性行動者開闢一條平坦的道路。當時，醫界分成兩派：反動的婦科醫師們會用盡一切理由不開避孕藥，並勸說年輕女生不可借助於避孕；而女性主義的婦科醫師們則總是讓人覺得，他們對我們習以為常地使用這種奢侈品，特別是用了卻不向他們表達感激之情而感到不悅。

在這兩者之間的是我們的家庭醫師，一個話少又有點過時的男性，會皺著眉頭開避孕藥，彷彿他的難以直視就能勸退我們，不要去嘗試冒險。

從我初經開始，就受到經期是否穩定的質詢，婦科醫師要我記錄流血的日期。這可能是件好事。許多醫師會假裝為了要使月經規律、治療青春痘或經痛而開避孕藥。而許多年輕女生，也會假裝為了同樣的理由需要避孕藥，因為要承認自己其實夢想可能跟一個在阿葉德倒台後與父母來到法國、部分家人被皮諾契獨裁政權所害、名叫做羅納多的年輕智利男人去探索各種可能性，還真的有點困難。

這種崇尚規律的老派作風，就像《聖經》裡崇拜的金牛一樣神聖不可動搖，進而發展出某種雙人舞步：一方面，我們假裝有「醫療上的」問題；而另一方面，婦科醫師則假裝要提出某種「醫療上的」處方。別忘了，最初由美國醫師暨生物學家格雷戈里・平克斯（Gregory Pincus）所提出的避孕藥丸，是在一九五七年為了調節月經規律而上市的，當時普遍認為，這種藥丸不管是對女性健康或是生殖能力都不可或缺。這些都是基於古老的概念，認為經血若沒有規律的週期性流動，可能會毒害原本就被認為是孱弱而不健全的女性。

規律性（régles），這個字根同樣也在其他語言中被用來描述月經，如德文（Die Regel）、西班牙文（las reglas）、拉丁文（regula）等，它引出的意義是豎立之物（站起來，你知道我的意思）與「直」行之物，並衍生出法律、權力與王位（rex）等意涵。英國人還會用「rules」這個詞來描述規範，而美國人從一八六七年起，則開始使用「period」（表示句點，常被用在縮短對話上）這個詞，它既用來說明定期流出的血，也代表了結束一個句子的符號——就像你在說話時被男性主動打斷，問你是否月經來了時所產生的感覺。

長期以來，我都在尋找月經規律性那麼重要的原因，而後才驀然發現：只有在月經規律重複時，人們才能計算懷孕的時間，確定誰才是父親。對男性而言，這個問題極端重要，關乎將來的嬰兒到底是不是他們親生的。

舉頭問明月

如果有個月經王國的話，那肯定就是在阿耳忒彌斯、伊菲革涅亞的庇護所，也是孕育出女權團體「費曼」的烏克蘭了。所以，當我們在全歐洲最重要的考古遺址中，找到一則可能是相當古老的月亮曆法時，好像也不是太令人驚訝。由G・S・奇瑞亞科夫（G. S. Kyriakov）在一八七一年所發現的龔次遺址（Gontsy），是東歐首見的石器時代遺跡。直到一九一四至一九一五年間，它才被暫短發掘一次，接著就是一九三三年。從一九三三年開始進行的國際考掘工作，一直持續到今天。

回到大約一萬四千年前，這個由狩獵者與採集者以長毛象骨建屋而成的營地，是個近千年的廣大領地。在遺跡中，人們找到武器、工具、珠寶、女性或陽具等雕像。在一些象牙上，某些刻痕意味著四個朔望週期❶。在法國的拉斯寇（Lascaux）與布隆夏遺址（Abri Blanchard）中，某些古物被認為是月亮曆；甚至在剛果也發現了約有兩萬年之久的伊尚戈骨（Ishango Bone），它在一九七〇年代

❶ 譯註：即月亮圓缺的週期。

被認為是月亮曆，之後卻又重新被認為是某種古代的「計算機」——但直到今天，學者們仍然無法在其實際用途上達成共識。

美國女性主義哲學家茱蒂・葛拉漢（Judy Grahn），首先提出數學可能是女性經由計算月經與懷孕日期而發明的。[1]受到她的啟發，美國數學人類學家約翰・凱勒梅耶（John Kellermeier），將這些月曆與同時出現的女性教派連結，就像許多自石器時代遺址出土的雕像：如維倫多夫維納斯（西元前三萬到二萬五千年）、勞塞爾維納斯（西元前二萬五千到二萬年），以及某些凹版刻出的抽象女性形象。是誰刻出這些月曆的？又有誰會使用？根據茱蒂・葛拉漢表示，因為月經，所以讓女性有「動機、方法與場合，足以成為這些發現的源起」。

女性經期與月亮週期之間有著某種巧合，亦即二九・五四個地球日。月亮因而被用來計算懷孕時間，計算的可能是月亮圓缺或沒來的月經。而後要到凱勒梅耶所做的那樣，將女性視為「最早的數學家」[2]，其實也只差一步。但這是很大一步，而且也不可能加以證明。

無論如何，「月經」（menstruation）這個詞就是這麼來的：「mens」代表「月分」，起源自印歐文的「mehns」，意思是「月亮」。同樣地，「儀式」（rituel）這個詞來自梵文的「r̥tu」，意為季節、獻祭時刻與月經。

統計學上的規律性，讓月球從最古老的時代起就被神格化。至於獨自流血、並在停止流血時產出嬰孩的女性們，則與它有著連結。在最久遠的神話裡，月亮總是用來解釋懷孕與月經。克勞德・李維史陀解釋，根據美洲印第安人的神話，「女性是在月亮與週期不適同時出現之後，才獲得生育能力」[3]。他同時也提到卡辛納瓦（Cashinawas）❷的神話，「將這兩種短暫的週期模式連結：當月亮首次出現時，啟動了女性身上每月流出的血；而根據她懷孕當時是

❷ 譯註：現今居住在巴西與智利地區的美洲原住民族群。

新月或滿月，男性的精液或女性的血液在子宮中凝結，而孩子出生時便會帶有像日時的白色皮膚，或像是夜晚一般的深色」[4]。在另一個神話裡，則用月亮來解釋懷孕的日程：「在受孕與生產之間，必須經過十個月亮週期。我們先去掉懷孕前最後一次月經的那個月，然後再計算八個沒有月經的月分，最後是第十個月，就是生產的月分，伴隨著血液滲出。這麼掐指一算，女性便知道自己不是因為哪頭野獸而意外受孕。她會在許久之前就先預告自己的母親與丈夫。」[5]

因此，不只是原始宗教常把月亮與月經週期連結，我們也把這個連結作為自己文化的黏著劑，從數量龐大的人們依舊相信星象學就可以為證。[6]一九七五年，有個美國人路易絲．萊西（Louise Lacey）還發展出一種稱為「月觀」（lunaception）的祕法，利用人工再造月亮循環。這方法包括在月經週期的頭十五天睡在徹底的黑暗裡，而後三天在（四十瓦特的）弱光中入睡，為松果體製造出應在此時開始排卵的訊號。簡單說，就是去「規範」週期，否則就會更不精確、更依賴環境、天氣或前一晚的進食內容等等。接著，又睡在徹底的黑暗裡，直到月經來潮（只在晚上）。

儘管從未受到科學研究的確證，但月觀法在月亮與女性身體之間，建立了超越巧合的連結，直到今天，依然吸引許多想要與月經週期建立自然關係的女性。路易絲・萊西表示，月經會在二至三個、最多四個週期之內就重新回到二十八天。事實上，固定在徹底的黑暗裡入睡這個步驟，毫無疑問地能讓人獲得休息，促進荷爾蒙均衡。然而，這種方法卻忽視了月光的不確定性：基於雲量、季節、地形、地景等等，並不是每個月圓之夜都有月光。這也就是為什麼儘管人類並不只是看著月亮圓缺來排卵，但卻弔詭地賦予它掌控我們的權力。

無論如何，現代科學證明了，月亮週期與月經週期的相似只是一場巧合。只有三〇％的女性才擁有二十八天的經期，另外三分之二的女性有不同的週期，從二十三到三十五天都有。而且，在有月經的物種之間，我們是唯一一個跟隨月亮週期的。因此問題依舊存在：人類是怎麼從月亮和月經週期的相似性開始，形成某種因果關係的？

讓我們從最明顯的地方開始追溯，月經週期的四個階段，感覺好像與月亮的階段相合：濾泡期對應於上弦月、排卵對應滿月、黃體期對應下弦月，而月經來潮則是新月。認為兩者同步的假說，意味著月亮是我們月經週期的「出廠設定」：要暴露在夜光中，才能讓松果體獲得排卵的訊號。這個腺體從希臘羅馬時期就為人所知，卻在晚近才由現代科學發現：笛卡爾認為靈魂座落於此，而吠陀神話將它比擬為第三隻眼；但今天我們知道，它透過分泌褪黑激素，涉及日夜生物韻律的調整，而且還能觸發青春期。

實際上，月經週期與月亮週期之間的同步也只是一種隨機現象。有時候，我們會在滿月時排卵，在新月時來潮，但多數時候卻不是這樣。儘管滿月時有更多人生小孩之類的傳說堅不可摧，但四十年來的統計數字，卻早已證實事實並非如此。一則由加州大學教授讓—呂・瑪戈（Jean-Luc Margot）在二〇一五年進行的研究更進一步否定此說。[7]在「科學與未來」（Science et Avenir）網站的一篇文章裡，研究者如此表示：「月亮是無辜的。它與住院數目毫無關聯，也與憂鬱發作、暴力行為和犯罪活動無關。」[8]

但就像我們看到的，根據科學家的說法，月相循環在我們文化裡所占有的地位，能引發某種「認知偏向」，讓在醫院裡工作的人們，相信滿月之夜會有更多生產、意外或失眠，另外也會讓我們更相信這些工作人員，無論有多少大型研究已經提供帶給我們相反的證據。

就像南西・休斯頓（Nancy Huston）在《語癖一族》（*L'espèce fabulatrice*）[9]或哈拉瑞（Yuval Noah Harari）在《人類大歷史》（*Sapiens*）[10]中所說明的，人類有著創作故事的傑出能力；而這種適於虛構的特性，或許能解釋他們如何在進化上獲得可觀的成功。至於月亮，我們從避孕藥推廣到全世界的一九六九年之後就不再前往了❸。但是，除非出現證據，否則避孕與太空長征之間並沒有任何因果

❸ 譯註：一九六九年人類首度登陸月球。而最後一次成功登月是一九七二年。

關係。

月經週期行不行？

儘管長久以來，人類都相信排卵是在月經期間發生的，但卻常又禁止此時發生性關係，也有等待七天後才能性行為的主張。但這事實上卻讓人們的性行為剛好落在排卵那一週。基於男性與女性都對經血感到恐懼，我們可以認為這是演化上的最佳策略，至少一直到今天都算是運作良好。

一直要到一九二四年，才由一位日本婦科醫師荻野久作成功確認，女性在每次月經期間通常只會排一次卵，就在月經開始後的第十二與第十六天之間。在此之前，人們並不知道何時排卵，也不知道會持續多久。考慮到精蟲在子宮裡只能存活四天，荻野醫師認為必須在月經來後第八到第十七天之間受精。為了協助配偶受孕，他提議在月曆上連續十二個月記錄月經來潮的時間，藉以確定統計性的規律，好計算出每個週期的推定排卵日。他描述道，每個女性都有自己的月經小旋律，有一個適合她的週期時段——人們不總是說，規律得「像五線譜一樣」嗎？

然而，這個方法卻沒有考慮到，月經週期的規律性有可能被任何事務打亂。確實，一名餓了就吃、行動自由、不過度勞力的女性，從青春期到更年期的排卵，多少都會比較規律。但如果她長期飢餓、出外旅行，或者她是一位高等運動員，沒有足夠的脂肪存積，就無法傳遞荷爾蒙訊息給卵巢。如果她被送入牢房，或更糟糕的集中營，她會停止排卵，也就會停止月經。我們知道嚴重的壓力會觸發或中斷月經。在戰爭時，或在遭流放、被迫移民等不幸境遇下，女性會減少、甚至完全不再有月經來潮。她們的身體進入求生模式。我們將其稱為戰時閉經或飢荒閉經，或是營養不良閉經。

在一九六九年，歷史學家艾曼紐・勒華拉杜里（Emmanuel Le Roy Ladurie）將路易十四時期、一六九三至一六九四年前後的大飢荒中所觀察到的閉經，與第一次與第二次世界大戰中醫師們的相關診斷做出了連結。一九一六年，閉經的案例在波蘭急速增加，接著出現在維也納、漢堡、夫里堡、柏林、科隆與基爾等地。在法國里爾，從一九一四年到一九一八年間，綜合醫院收治的兩百名女性中，有七十九名超過六個月沒有月經。同樣的狀況也出現在一九三六年（西班牙戰爭）和一九四六年（德國投降）之間。一九四二年，「在巴黎學童身上，青春期的訊號（初經）出現得較遲，從一九三七年的十二歲半變成此時的十三歲半或十四歲」[11]。一九四四年九月，阿姆斯特丹食物匱乏之嚴重，使得七〇％的女性停止月經，九個月後生產率的急速下降可為證明。「這個駭人的百分比，在醫學文獻上前所未見，但這與戰爭剛結束時所揭露的，集中營囚犯之間的數字相比還只是小事。在特雷津集中營的頭一年內，一萬名囚徒中就有五四％，在二或三個月的囚禁之後停經。到十八或二十個月時，這五四％之中絕大多數倖存下來的人，則又恢復月經。特雷津集中營的生活條件當然沒有改善，但這些女性卻出現了某種適應現象，她們的身體器官不自覺地『習慣了無法忍受之物』」[12]。

但其實不必經歷這些極端，光是光線和溫度變化、一股強烈情緒，或生一場病（就算是輕病），也可以改變月經週期，取消或打亂排卵，而我們根本不會發覺。一則謠言認為，強烈的性高潮反而可能會觸發某種「臨機」排卵，甚至在月經期間也行。考量到每個人類心中的情緒，以及這些情緒如何受到現代生活的過度刺激所影響（當然獵捕長毛象應該也是壓力很大），我們可以說和諧的月經週期只是偶然。

這個發現讓荻野出名，同時也受到奧地利婦科醫師赫曼・撓斯（Hermann Knaus）的確認，後者提出了日後「荻野－撓斯」避孕法。這種方法也被稱為「週期法」、「韻律法」或「月曆法」，與在推斷的排卵期間避免性交有關。當然慾望的任意性會受到一點擾亂，但比起一票不情願的懷孕婦女，這是種進步。在整個二十世紀下半葉，有許多女性們都為了避孕而持續記錄月經。

在第二次世界大戰之後，天主教徒們熱衷於推廣這種一九五一年由教宗庇護七世許可的方法。我們稱排卵期為「教皇日」，義大利人則樂於嘲笑這種方法是「喔今天不行」(「Oggi; no」)❹。

我會帶著遺憾地想起祖母，她沒能受惠於這些方式，而生了五個孩子。她最小的孩子，我的父親，來到這個世界，只因為一個神父告訴她，拒絕丈夫或更糟糕地進行體外排精，都會讓她直接下地獄。「滔天大罪啊」，她痛心地說，「滔天大罪啊。」這不是因為我無論如何都想提到性，而是因為我要解釋體外排精。它又稱為「性交中斷法」，這個拉丁詞彙就如其字面所示，意味著男性必須在高潮前退出，好將他珍貴的精液排在配偶的身體外面。

這種方法不太受到男性青睞，因為他們除了高潮不滿之外，還因為無法射精而引發許多疼痛或不適——而這否定了坦特羅密教(tratrisme)❺的說法(如果大家乖的話，這些稍後我或許會講)。這種方法的結果不只是性交被打斷，使得男性和愛人雙雙被送入地獄業火之中，而且效果還相當有限，因為在射精前分泌的液體也可能含有一點點精子，準備好要面對這個世界或這位母親的挑戰（要記得，每次射精的數量都是以百萬計的，因此只要一小滴，就足以把子孫推上跑道準備起飛）。

由於生命熱愛搞笑，祖母的不幸讓我能在這裡訴說她的不幸。另外，「喔不行」方案大概也救不了她。基於大約二五到四〇%左右這特別高的失敗率，在法國，我們稱呼因為這種避孕法而呱呱落地的孩子們為「喔不行寶寶」。

神奇的比林斯排卵法

一九六八年，教宗保羅六世在一則為人所知、題為〈人類生命〉的諭令裡譴責避孕。完整的諭令標題為「*Humanae vitae tradendae munus gravissimum*」，意味著「傳遞人類生命之極端重大的責任」；而對於像我祖母那樣的女性而言，

❹ 譯註：發音接近荻野（Ogino）。

❺ 譯註：一種在西元五世紀後，出現在中印度地區的神祕主義宗教，認為人體與宇宙之間有著直接的對應關係。

她們對生小孩（甚至性關係）這件事，就像在一月的冰水裡游泳一樣毫無熱情，這則諭令並沒有為她們帶來什麼希望的曙光。二〇〇八年，本篤十六世慶祝這則諭令的四十週年，並堅持它「未曾失去一點真確」，就一個在參加希特勒青年軍後才開始其信仰生涯的男性而言❻，這說法並不是令人太意外，不管納粹多努力把非亞利安人從地球表面上清除，今天的世界人口估計已達七十三億人，且很大一部分的女性仍無法取得避孕用品。

然而天主教徒們並不輕言放棄，他們因而對某種荻野—撓斯法的變形，稱為「基礎體溫法」的方法更感興趣，這種方法正如其名，要求在每天早上測量體溫，以了解月經週期的運作狀況：在第一階段，體溫應會較低，接著在排卵時降得更低一點，最後會在稱為「黃體期」的階段恢復正常，直到月經來潮。黃體期以非危險期而著稱，因為排卵期已經過去。而與荻野法結合後，這種避孕方式還是沒有太值得信賴，失敗率仍有二〇％。

從一九七〇年代起，一種新的天主教避孕法「比林斯排卵法」（Billings）出現，這包括要去評估陰道裡是否存在子宮頸黏液。這感覺不是太吸引人，但子宮頸黏液之於精子，就等於一間塔帕斯❼酒吧之於加泰隆尼亞人。黏液會在排卵時出現在陰道中，降低酸鹼值（一般而言是靠酸性來保護子宮免於感染），並使其更適合接納精子。因為黏液是種葡萄醣蛋白分泌物，它也能提供相當的能量給勇敢的、企圖攀上子宮頸的登山選手們。有點像是吊橋那樣，黏液藉由擴張蛋白網使攀登變得更容易。

在月經週期開始時，子宮頸黏液較濃且呈白色，在排卵時則變得像蛋清一樣黏稠透明，接著又變黃，而後再變濃，直到月經來潮。比林斯排卵法要求每天用手指取得一點黏液來評估黏性、透明度與黏稠度（在拇指和食指間以五公

❻ 譯註：此處作者是指本篤十六世於第二次世界大戰期間，在度過了十四歲生日後，不情願地加入了希特勒青年團的經歷。

❼ 譯註：塔帕斯（Tapas）屬於西班牙飲食中重要的一部分。是指正餐前作為前菜的各種小吃，也通常作為下酒菜。為加泰隆尼亞地區的傳統小吃形式。

分為準），作為是否正在排卵的指標。不必說，每天早上都把手指塞進去的景象，理論上是有點情色趣味，但卻肯定會因為需要在吃早餐前，以視覺確認黏液的品質而大打折扣。實際上，這個手續更像是確認機油品質，而非戀人間的前戲。要注意的是，這也可以和本章開頭提到的月觀法結合，還可以順便進行子宮頸檢查。

無聊的時候，我喜歡想像女性們企圖在完全的黑暗裡，檢查自己子宮頸黏液的品質，在床頭櫃上摸索溫度計量體溫，再把這些資料記錄在行事曆上。未來世代在考古廢墟裡發現我們這世代的遺跡時，肯定會產生相當的困惑。他們是否會像我們今日從龔次遺址的長毛象骨頭裡推測出女性的社會地位一樣，從中得出瘋狂的結論？

這個觀察子宮頸黏液的方法，是由一對澳洲天主教徒，約翰與琳・比林斯夫婦（John & Lyn Billings），在二次世界大戰剛結束時提出的。根據比林斯的說法，子宮頸壁這座愛的聖殿具有許多密穴，其中會生產出性質獨特的黏液，可分為P、S、L等種類。約翰・比林斯在二〇〇〇年的一場研討會上說到，這個發現要感謝神的恩惠，並且是為了對抗「由於會傷害P黏液隱穴，導致不孕，卻因而打響了可悲名聲的」避孕藥。

比林斯在一九七六年成為世界衛生組織的專家，晉見了教宗和德雷莎修女，向全城與全球確認他們的方法將會引發奇蹟。有對北美夫婦表示這個方法拯救了他們的婚姻，還堅定了他們的信仰。一位受丈夫酗酒所苦，育有十二個孩子的母親，聽傳道修女教導這個方法，訴說她如何成功地「在危險期時，照顧最小的孩子入睡之後，丈夫照慣例醉醺醺地回家之前，到村子裡躲了一整晚；她每個早上都回家告訴他自己做了什麼，為什麼這樣做。當危險期過去，她就向丈夫盡其所能地大方展示自己的愛」[13]。

儘管在法國，每四天就有一位女性死於同居者施暴，比林斯排卵法還是不太適用於對抗酗酒與家庭暴力。相對地，這種方法的避孕效力也有待證明：要記得，這種方法在一九五〇至一九六〇年代特別盛行，但在人們的記憶中，這段時間可是被稱為「嬰兒潮」。我不知道自己的誕生是不是要感謝某次失敗的避孕措施，但我那詩人母親總愛說在那段期間，小孩就像感冒一樣層出不窮。

月經終於小藥丸

避孕藥吃了十幾年，讓我的月經變成「停藥性出血」。我覺得這種避孕方式實際而且有效，因而對今天避孕藥的相對惡名感到驚訝。許多我信任的、理性的女人們，會向我表示荷爾蒙避孕用品都是「毒藥」，我也見到許多年輕女性在瀏覽過一些（多半根據意識形態而非科學理由）妖魔化避孕藥、主動終止懷孕和避孕用品的網站後，便拒絕使用這種避孕方式。

「荷爾蒙」這個詞在希臘文裡意味著「我能刺激」，凸顯它刺激器官的能力。我們要感謝兩位英國人，厄尼斯特・史塔林（Ernest Starling）和他的妻舅威廉・貝利斯（William Bayliss），在一九〇五年發現了胰泌素，一種促使胰臟分泌消化酶的物質。

然而是查爾斯—艾鐸瓦・布朗—塞加爾（Charles-Edouard Brown-Sequard）與其助手阿赫咸・達松瓦（Arsene d'Arsonval）在一八八九年便首先表示，某些器官、內分泌腺會生產出與血液不同的「分泌物」，使得器官能彼此溝通，刺激或禁止某些生理活動。布朗—塞加爾醫師是個受人尊敬的智者，他在哈佛醫學院教書，而後接替法蘭西學院中克洛德・貝爾納（Claude Bernad）的位置，還是首先研究脊髓生理的人之一——日後一種神經症狀將會以他命名。

布朗—塞加爾的實驗頗為大膽，使得羅伯特・路易斯・史蒂文森（Robert Louis Stevenson）在與他見面之後，以他為原型創作出小說《化身博士》（*Strange Case of Dr Jekyll and Mr Hyde*）。布朗・塞加爾曾經嘗試讓一名死刑犯的手臂（或頭顱等不同版本）藉由注射自己的血液復生，將貓尾巴接上雞冠藉以研究組織的特性，或甚至製造一條雙頭狗。在他生命的尾聲時，還為自己注射狗睪丸萃取物，藉以抵抗老化與性能力衰退，只因相信雄性腺素（gonades males）是當代的長生不老藥。儘管當他把基於動物製品加工而成的許多「強化劑」與「再生素」等藥物商品化時，其療效受到質疑，但這種最早的荷爾蒙療法依舊造成巨大的迴響。無論如何，在小說故事之外，由布朗—塞加爾所發現的內分泌腺，開啟了一場前所未有的醫學革命。事實上，直到當時，人們依舊認為只有神經系統，才能在不同的器官之間建立連結。

每個人都聽過腦內啡，它能在痛苦中或致力某種活動的時刻製造某種麻醉效果，以及製造出調節睡眠循環的褪黑激素，或介入血糖調節的胰島素，還有泌乳素，誠如其名，能誘發泌乳。別忘了還有在生產時讓子宮產生收縮，以及能促成著床現象的催產素。但是，如果說荷爾蒙造成了廣泛的醫學革命，譬如讓糖尿病得以受到治療；那麼在生殖領域裡，腦內啡才真正造成無與倫比的衝擊。

科學家們因為相信自己已經發現抑制老化與死亡的仙丹，於是致力於尋求雄性與雌性人類的「精華」：性荷爾蒙。今天我們知道，男性與女性一樣，都會製造出如睪固酮（被認為是「男性的」）與雌激素（絕大部分在女性身上出現）。我們也知道，月經週期的韻律是由荷爾蒙來調節。每個月，女性都會參與一場真正的接力賽：某種荷爾蒙誘發另一種，後者再釋放第三種用來抑制第一種，除非第二種受到第三種的刺激……這個程序之複雜，我對長年以來月經引起偏頭痛已經不再覺得意外。連與月經週期相關的荷爾蒙名字都讓人頭痛：黃體激素釋放激素（ＬＲＨＲ）、濾泡刺激素（ＦＳＨ）、黃體成長激素（ＬＨ），還有雌激素、抑制素、催產素或黃體素等等。唯一比較吸引人的可能是鬆弛素，儘管與它有關的比較是懷孕時的子宮，而不是我正在受苦的腦袋。

這場荷爾蒙的華爾滋，其實到了相當晚近才為人所知——這是由於二十世紀初期，許多科學家打算掌握生殖能力，但對它的理解依然不完整才開始研究。

路德維希・哈伯蘭特（Ludwig Haberlandt）是一位生於一八八五年的奧地利

醫師，當他的妻子在一九一九年流產時，他首先產生了荷爾蒙避孕法的念頭。他相信肯定有「保險套以外的方法」，就像裘埃爾・史托爾茲（Joële Stolz）二〇一三年在《世界報》（*Le Monde*）上所說的[14]：模擬懷孕以阻止女性受孕。哈伯蘭特醫師為了證實自己的想法，「在雌性豚鼠身上注射德國Merck公司寄給他的子宮製劑，並展示其效果」。但天主教徒們得知消息時，不僅在他的窗外抗議，還把他當成巫師，令他不得不逃往匈牙利。一九三〇年他與製藥公司Richter，共同發表名為「Infecundin」的第一種避孕藥，表示當雌激素與黃體素在體內大量出現時，能阻止排卵與月經發生。此時，由於受到組織起來反對他的運動所苦，哈伯蘭特醫師在一九三二年以氰化物自殺。「八十年後，奧地利的因斯布魯克（Innsbruck）醫學大學基於他的研究『可能』與納粹優生學相通，依舊無法予以致意。」裘埃爾・史托爾茲於該篇文章中如此結論。

稍早的一九二九年，在經濟大蕭條中，一位德國生物化學家阿道夫・布特南特（Adolf Butenandit），成功分離出懷孕女性尿液中的雌固醇，接著又在一九三一年分離出睪丸分泌的雄固醇。他從取自柏林警察的一萬五千公升男性尿液裡，獲取五十毫克的結晶體。當他在一九三四年，從鱒魚卵巢中成功萃取出黃體素時，希特勒已經掌權一年。他的工作讓他在一九三九年獲得諾貝爾和平獎，並在戰後能首次發表口服避孕藥。

事實上，在二十幾年後，美國醫師格雷戈里・平克斯（Gregory Pincus），才在其資助者百萬富翁凱塔琳・麥克柯米克（Katharine McCornick）的要求下，構思出一種易用又可逆轉的荷爾蒙避孕藥。平克斯與他的一位同僚張明覺，在兩位化學家翟若適（Carl Djerassi）與路爾斯・米拉蒙特斯（Luis Miramontes）的協助下，成功地在一九五七年於墨西哥製造出黃體素。這種藥丸在一九六〇年代初期上市，直到一九六七年才在法國獲得許可。一開始這種藥丸是開給「調整月經」的女性所用，之後很快就風行全世界。

今天在法國，十五到四十九歲女性中有五七%使用避孕藥，相較於美國的二五%與中國的一%，法國是可逆性荷爾蒙避孕藥使用最廣泛的國家之一，使用形式有口服、日益常見的貼片、植入式或避孕環等等。[15]由於後面幾種會持續散布荷爾蒙，在使用幾個月後便會消除月經。持續不斷地服用避孕藥，也可能會徹底消除月經，這不會引起任何已知的副作用，然而很少有女性會這麼做。

二〇〇〇年，一種新的口服避孕藥Seasonale在美國上市，能將每年月經的次數從十三次降至四次。它的宣傳重點是，說明月經的頻繁程度是由於現代生活的影響，而史前時代的女性月經並不像今天一樣頻繁。消除月經好讓自己回到石器時代？這果真需要一點發明頭腦才行。

女人同步

一九七一年，一位美國心理系女學生瑪莎・麥克林托克（Martha K. McClintock），觀察到，住在一起的女性其月經週期有同步的傾向。她刊登在《自然》（*Nature*）期刊上的文章引發了巨大迴響以及許多研究，證實這種「宿舍效應」（又稱麥克林托克效應）。[16]之所以取這個名字，源於瑪莎・麥克林托克是在她工作場所的一群寄宿女學生身上，觀察到這種現象。此效應掀起一陣新聞報導的巨浪，將女性比作實驗室裡能依指示整批排卵的老鼠，究竟是真是假？在這個主題上，科學並沒有決定性的答案。但月經同步的假說，則產出許多人類學理論；如第二章提過的英國學者克里斯・耐特就想像出一個史前世界，其中女性會因為團結，依循一種月經同步的合作模式，也與月亮週期同步，讓男性無法不經大腦不顧後果的隨意捻花惹草。

儘管極大多數的女性，就算在男性缺席的下廚時光裡，依舊不敢開門見山地談論月經，但提到這種月經同步的證詞仍然為數眾多。有的是相信自己的月經與辦公室同事們同時來潮，另外一個肯定自己總是跟姐妹一起來，還有的是確定她們每次都跟中學最好的朋友同時來月經。既然女性極少分享自己的月經狀況，那她們是怎麼知道的？完全是個謎。但這或許和人們對月亮的影響是有點像的：在這件事上，我們會主動把夢幻當成事實。

在一九九〇年代，以色列巴伊蘭大學（Bar-Ilan University）的里歐那・威勒與艾隆・威勒（Leonard & Aron Weller），嘗試在中學女生、女同志與運動員身上證實麥克林托克效應，因此發現了對比鮮明、無法解釋的結果：有些女生的月經會同步，其他的則不會。一九九二年，一名美國人類學研究者，H・小克萊德・威爾森（H. Clyde Wilson Jr.）開始對麥克林托克的研究產生興趣，並指出收集資料與資訊的方法有錯誤。事實上，與其報告相比，月經同步顯然更隨機：一個一百三十五名年輕女性的團體，在有限的月分數之中，她們之中肯定有四分之一，甚至三分之一人的月經會同時來潮。另外，經期也沒有固定的長度，因為我們早先已經看到了任何一點小事都有可能影響排卵。

女性之間的同步假說也同樣能在監獄、妓院、修道院、家庭或女宿住客之間觀察到，基本概念是我們會產生費洛蒙，亦即揮發性的荷爾蒙，能傳播與性、獵捕或保護等目的相關的特殊氣味。費洛蒙是憑藉空氣的傳訊者，或藉由接觸傳播者的汗液或尿液來傳播。

我父親曾用我小時候讀得津津有味的十冊《大羅伯辭典》(*Grand Robert*),交換回一本《昆蟲學回憶錄》(*Souvenir entomologiques*),此事令我無比的絕望。而在換來的這本書中提到,自然學家讓—翁黑伊·法布赫(Jean-Henri Fabre)在二十世紀初期就已經觀察到,除非關在密閉的鐘罩裡,否則一隻雌蝶能影響數百隻雄蝶。阿道夫·布特南特之後在蠶蛾身上,成功標定這種分泌物的化學成分,並免不了犧牲三十萬隻無辜的雌性蠶蛾。這是一種不飽和脂肪醇,他稱為「家蠶醇」。若暴露在家蠶醇下,不幸的雄蝶就會放下一切矜持,隨意揮動觸角與翅膀,並進行交尾的動作。

在家鼠身上也有費洛蒙存在。當母鼠一起生活而沒有公鼠時,牠們的排卵會減緩,而後停滯。這稱為「李—布氏效應」(Lee-Boot effect)。而當我們在籠中放入一隻公鼠時,在牠尿液的迷人效果之下,排卵就會恢復,而母鼠的月經週期也會彼此同步。這則是「惠頓效應」(Whitten effect)(請做筆記,後文可能會有測驗題)。接著是能在老鼠身上觀察到的「范登伯格效應」(Vandenbergh effect）：當外來雄性成鼠進入母鼠社群時，性成熟會加速。但我最喜歡的還是「布魯斯效應」（Bruce effect）：當一隻懷孕的母鼠與非播種者公鼠共享鼠籠時，母鼠會傾向於製造流產，迅速回復，用費洛蒙引牠盲目追隨的新男友再次繁殖。

要能偵測到費洛蒙，需要一種特殊受器，一般稱為犁鼻器。犁鼻器直接連接到下視丘，後者控制內分泌系統，同時負責性生理與生殖行為。人類也有一組，想不到吧，可惜根據科學家表示，它只具有「殘留性」，亦即它不再具有活動性，或只有一點點殘留效用，大概一〇％左右。總之，就算我們會用費洛蒙傳遞訊息，多數時候這些訊息也只會跑到垃圾信箱內，一點用也沒有。

然而，在女性身上，費洛蒙是產生在乳暈附近，用來激發小寶寶吸吮反應，而陰道（通常不是每次）也會送出特別的汁液，以鼓勵那些沒想要進行抽插運動，比較想埋在裡頭等精液自行從腫脹陰莖流瀉出來的男性。在芝加哥大學進行生物學與行為關係研究的瑪莎・麥克林托克，持續探索人類費洛蒙的活動，她主持過一項讓女性嗅聞浸染雄性汗液的棉花研究，藉以證明這是否能夠改變她們的月經週期長度。

但嚴格說來，我們依舊不知道自己的情感狀況是否能影響我們的生物化學狀態，以及荷爾蒙的平衡，或其實是我們的生物化學產物主導了自己的情感與身心狀態。有鑒於在已開發國家裡，每四對伴侶中就有一對因無法生育而就醫，科學依舊致力於直探我們私密的最深處，以了解月經週期的神祕原動力。

陰陰相連

近年來，女性週期之謎開始轉移到智慧型手機的應用程式上。有時是由生理用品品牌提供，如Maya、Glow、Ovia……，讓想要或不想要生殖的年輕女性，能「簡單並有趣地」掌控月經。

許多應用程式都會宣導自覺性避孕法，或稱「孕期意識法」。事實上，在一九七〇年提出的自覺性避孕法，是由本章所提到的每個方法綜合而成。它的意識形態並不是非常中立，如同在瑞士基金會SymptoTherm所屬sympto.org網站上，一篇刊於二〇一六年二月四日的文章指出的：「女性的生殖能力並非一種病態，而是荷爾蒙避孕法讓自然的生殖能力被視為疾病。在這裡，我們說的不是應提供給受侵害的、文盲的、陷入急難處境等女性的公衛措施，我們說的是在自己家裡、在不明所以的狀況下，被這類不健康消費所形塑的年輕女性。我們這個世代的精神，視年輕女性的避孕藥處方為一種性教育措施。但首先，這卻讓她們疏離自己的生理循環，而更難獲得對自己身體應有的理解。我們願意承認在五十年前，避孕藥的降臨令人欣喜。對世界上某些社會和某些弱勢女性而言，情況依然如此。但我們仍因為這種解放讓我們成為消費的奴隸而悲嘆。女性的自由與解放為何？多虧了對月經週期的干預，女性仍被認為對男性的性需求具有『生物可利用性』，或是更好地『適應』了勞動力市場的步調。」[17]

女性的體溫、黏液（也稱為「愛液」，而不是子宮頸黏液）、自行觸診與體內感受都被放大觀察，來決定自己是否能夠為了男性需求或市場需求，提供某種生物性的「空窗期」；而慾望在女性自身的解放裡，看來卻沒有什麼地位。透過將避孕藥或避孕環換成像是（德國的）MyNFP、CycleProGo、LilyProKindara，乃至於SymptoPlus等智慧型手機上的應用程式，擁抱自覺性避孕法的女性們，得要準備好接收像這樣的訊息：「兩天後體溫回升」，「從今晚七點起無法懷孕，不必再測體溫」，或「今天要乳房自我檢查」；而那些想「追蹤」自己孕期的人們，甚至還會收到像是「可能在三天後破水生產」這樣的訊息。到處充滿了各種貼圖，水滴代表流體、星星代表排卵高峰期、心形是性關係，或許是合意地……去勉強滿足另一半的衝動。

基於某種徹底不同的精神，柏林新創公司Clue建議「讓人們能在生命的每個階段，追蹤並發現自己月經週期的獨特性格」，他們並在網站上表示：「我們相信，手機的連線技術是家庭計畫的未來。」公司的廣告看起來充滿希望：「Clue會計算您下一次月經的日期、您的經前症候群，以及您最適合懷孕的日子。您的心情與您的月經週期有關嗎？只要選擇您想要了解的類別，剩下的就交由Clue來處理。您期待已久的追蹤應用程式：感受科學之美！」

坐擁六百萬女性使用者，Clue還協同美國的史丹佛、哥倫比亞或華盛頓大學，以及英國的牛津大學等，對女性健康進行研究。Clue與牛津大學在二〇一六年，進行月經週期和性行為傳染疾病之間關係的研究。由應用程式對一百八十個國家的六百萬使用者發出問卷（在法國的問卷則自二〇一四年開始），Clue能讓科學研究獲得前所未有的資料庫，也無庸置疑地能使研究達到前人難以企及的精確度。這個柏林新創企業在二〇一二年成立，初始集資七百萬美金，並不願出售使用者的資料。而當它的應用程式提供模組，讓使用者能與她們選擇的人（朋友、情人、家人）分享資料，Clue會將傳輸給科學研究之用的資料匿名化。確實，人們會根據是否想要小孩，以不同的方式看待月經週期，而在懷孕期間，個人化的支持可能會幫上大忙。

無論如何，在控制月經週期的意願背後、可能隨之而來的「心情」和「情緒」等，都被細心歸類，譬如，暗示女性可能會在排卵期時自然地被嬰兒所吸引，以及在月經前自然地悲傷或低潮。有點像是減肥應用程式，這些科技介面都會引來對資料的掌控，不僅直入我們的陰道，尤其更直入我們的大腦。

當我們正在排卵期間，真的在路上看到嬰兒時就會更情緒化嗎？我個人在看到幼兒時總是會有點激動，但我已經有好幾年沒排卵了。至於我的性慾，總是跟各種差異很大的因素有關，像是我與伴侶當下關係的品質、有沒有睡飽、為我周圍人們或為我自己感到的疑慮，或工作上的問題等。我在接近未知時總會有偏頭痛，有時心情會糟到連我的此生至愛都會懷疑我是不是月經來了。另外，當人們把鬱鬱寡歡歸因給荷爾蒙時，該怎麼辦？我的女兒二十年來，都覺得她的手機是她個人的延伸，視這個應用程式為一種珍貴的工具，讓她能了解自己的月經週期，更關注自己。至於我，當我感到不快或憂心時，我還是比較喜歡在椅子上休息，什麼也不想：我的荷爾蒙、我的神經、我的精神都會因此立刻平靜下來。

只要我沒忘記關掉自己手機就好。

CHAPTER 7

經血不快

在四十三歲就進入更年期的想法，並不是太吸引我，但就像在《星際大戰》裡一樣，我接下婦科醫師的命令，開始籌畫療程，好阻礙我的週期，停止我的月經。我不知道該怎麼說這有多辛苦。人造更年期，就跟更年期一樣，只是更濃縮。

幾年前，我還有月經時，曾去一個外省市鎮，參加區域選舉左派候選人的參選會議。

那是一個冬日夜晚，會議在我出生的南方，我心情很差。肚子痛、嚴重偏頭痛，還忘記帶生理用品，結果我又弄髒自己的內褲。有位朋友要我去一場集會幫忙支持她，再給她一點建議。事實上，她並不同意自己陣營裡針對民族陣線（Front national）[1]的策略。這位朋友——讓我們稱她艾蜜莉吧——堅持必須另闢路徑，打一場「參與式的」選戰。她想要開放論辯，把農人、環境、住宅的問題都放上檯面，不在極右派提出的問題面前退縮。

但是寥寥幾個掌控選戰的男性並不同意。他們已經選擇了某種長老式的布局，內含一些老舊的政治語彙，但與當下的政治現實完全脫軌。這場剛結束的參選會議就是最好的證據。一群年老髮蒼的與會者，對著幾個地方大人物鼓掌，他們樂於呼籲團結，或提起人民陣線和二戰抵抗軍的舊時榮耀，卻未曾提到一句關於選民日常的話——只是說著他們覺得自己不再存在，再也不代表這世界上任何一點力量，權力核心已經徹底掉入金融的掌握之中等等。

身為名單上最年輕的候選人，艾蜜莉穿著短裙馬靴來開會，這對我來說有一點點太樂觀。穿著短裙走上講台是作為議員的失誤，除非她是想要表演一場鋼管舞，但我確定這不是她想做的事。不過，她並沒有遭遇到這種預期的障礙，因為在最後一刻，大會決議她不必上台講話，「否則會有太多人，會搞得亂七八糟」。於是，她就此與講台和她絕對不會懷念的好色眼光說掰掰。選戰還是正式啟動了，而她的短裙和馬靴——以及，特別是她的理念——一點也沒有發揮作用。在長長的講者名單之中，我們只見到兩名女性，兩人都超過六十歲。

在這一記耳光之後，當參與者走向餐桌開始喝酒並彼此祝賀時，艾蜜莉留在大廳中，明顯受到深深的打擊。我走去跟她說了一會兒話。但在這時候，已

❶ 譯註：簡稱FN，為法國極右民粹主義政黨，被認為是極右派。

經沒有太多話可以說，而且暴力的程序也不需太多評論。她挑起眉，以一種偽哲學的態度向我說：「這就是政治。」

艾蜜莉是我青梅竹馬好友的小妹。我也認識在講者名單中的第一位男性，一位中型城鎮的市長，他是我弟弟中學時的好友。另一方面，我不認識選舉總幹事，一個非常有活力的小男生，不管去哪都是跑步，會蹦蹦跳跳地展現他的熱忱。他有點像是所謂典型的「操盤專家」，在政治檯面下暗中打點、疏通一切。他的睪固酮滿溢，飄散汗味，炫耀著收藏在他兩腿之間的男子力，只懂得用運動和性來打比方，譬如「我們一定要幹掉他們」、「我告訴你，我們這是大滿貫」等。當我跟他老闆招呼時，這傢伙冒冒失失地問我，對這場偉大的非參與性民主有何想法，我盡可能圓滑地讓他知道我的想法：這場集會有點疲軟（哎唷，這些反勃起的隱喻讓人不得善終），並顯得傳統老派。

我試著問他為什麼艾蜜莉的參與性策略——還有艾蜜莉本人——都被忽

略。這個時候，選舉總幹事的眼珠翻到了天邊：「噢，艾蜜莉，別在意。她就是討人厭，肯定是大姨媽來了。」就在他被自己的笑話逗笑時，我鼻子裡雄性興奮的氣息濃度不斷提升。選舉場合是場迷你戰爭，所依循的原則永恆不變，而場中幾乎總是充滿雄性的荷爾蒙。這不僅是基本法則，同時也是最大的聲音。男性在此如魚得水，讓人們幾乎沒有破壞這種迷人共識的權利——無論怎麼去拆解共識（consensus）這個詞的各種意義；儘管我們可以在這個字裡找出陰道（con）、血（sang）和動詞吸吮（sucer），但卻找不到成功（succes）。

接下來的失敗可不是開玩笑的：這份左派之左的名單，在選舉裡獲得相當經典的票數，連公費補助五%的門檻都沒有達到，因此在本縣內已經沒有立足之地，而民族陣線則獲得空前勝利。至於艾蜜莉，她在幾個星期之後打電話給我，說她就要有個小孩了。在集會當天，她不止「大姨媽」沒來，甚至已經懷孕三個月。我們永遠也不知道，這個策略會不會在當時拯救眾多同志免於覆滅。

就我看來，沒有人注意到我月經來了，而我當時實在不能說有什麼好心情。老實說，我最後十年的月經總是比預期中的更難以忍受。直到二〇〇五年的某一天，我的一生至愛看到我在沙發上扭成一團，終於決定插手：「好了，現在你不要再鬧了，去跟醫師約時間。」而這讓我有機會學到如何分辨經前症候群與子宮內膜異位症。

只要想想……

偏頭痛、奶漲、胃漲、水腫、長青春痘、肌肉痠痛、神經緊張、飢餓、體內積水……，不管我對誰提到這些在月經來潮前十五天會對某些女性造成影響的症狀，還有這一切在四十年中的每個月都會重複一次時，總讓人避之而不及。事實上，在這些症狀快發生時，還會讓人心情不快或抑鬱。更不用說雄性世界一向無比羨慕的、充滿樂趣的生產時刻了。有些人在一整段月經生涯中都會經歷上述症狀，只有在懷孕期間，月經才會換為暈眩、便祕和尿道感染。

我也在自己的月經生涯中感受到這些不愉快，特別是在月經快來前所謂的經期偏頭痛❷。經期（catamenial）這個詞來自於希臘文的「katamenia」，意為「月經」。另有一個詞「祕密地」（en catimini）也源自於此，隱藏、逃避地，就像從不照劇本來的經前症候群一樣。

事實上，研究總是難以將經前症候群量化——經前症候群，並不是像深受其苦的女性腦中的聲音那樣，用連續不斷的髒話就能加以說明。我還記得一個青梅竹馬朋友的絕望，讓她某天晚上哭著打電話給我，要我介紹一個好的婦科醫師，解決她這個接近月經時刻就想跳樓的問題。她已經五十歲了，卻始終不得安寧，甚至沒人傾聽，更不用說什麼有效的醫療協助能幫助她克服痛苦了。我猜，她應該會在醫學找出治療方法之前就進入更年期。這段難搞的時期，伴隨醫師口中的「荷爾蒙調整」，讓我們面對嚴苛的挑戰，更糟的是，一般來說，

---

❷ 譯註：每逢月經期間或前後所發作的頭痛。

更年期差不多就在我們兒女進入青春期、父母生病或過世的時間點上。自古以來，月經就無比漫長，特別是在接近終點的時候。而由於福氣總有雙至，對男性而言，這也是一種可以忽略女人抱怨，而把問題都歸給荷爾蒙週期的方法之一。所以說起來，經前症候群，這有沒有可能只是一種想像出來的疾病呢？無論買帳的人同不同意，看來都像是誰買帳誰就中計。

這是西蒙．波娃在一九四九年的《第二性》中所寫的：「我們看到女性生理的特徵之一，是內分泌與神經調節之間的直接連結：這裡有一種交互性活動；女性——特別是年輕女孩——的身體，在其精神生活與其生理表象之間沒有任何距離。在年輕女孩身上，青春期的問題所帶來的衝擊，又讓這些問題更形加劇。因為她對自己的身體感到疑慮，因為她憂心地監視自己的身體，自己的身體在她看來顯得病態：身體生病了。事實上，我們已經看到這具身體相當脆弱，而從其中又生產出許多器質性❸的騷動；但婦科醫師仍一致表示他們九成的病患都是慮病症，意思就是，她們的痛苦並不具任何生理性的真實，不然就是認為這些器質性疾患乃是受到精神狀態所激發。這是作為女性很大一部分的痛苦，侵蝕著女性的身體。」[1]

六十六年後，Rue89網站刊出一篇題為〈經前症候群，我想那是一則傳說〉的文章[2]，目的在透過推特上眾人的證言，以反對「經前症候群不存在」的這種假說。像是：「每個月有一整個星期，我都會失去自由意志。」艾絲帖說。「我花了十年才把月經跟心情變動扣上關係，當我想到自己的過去，都會告訴自己有許多事情不該那樣決定。」蘿爾說。又或是：「經前症候群是種大規模毀滅性武器。我們也想拍下一部〇〇七。」在本篇文章的專訪中，日內瓦大學婦產科的法蘭切斯可・畢昂奇—德米切利（Francesco Bianchi-Demicheli）醫師因為人們質疑這些問題的存在而感到憤怒；據他所說，這影響了八〇%的女

❸ 譯註：意為在器官與組織上產生的徵狀。

性：「當一位女性能擺脫這些症狀時，改變是極其巨大的。她會因此而重生。」但文章裡卻沒有一個字提到能夠讓女性擺脫的方法。

另外，這個受到廣泛同意的八〇％數據沒有任何一點科學基礎。在不同的發表文章中，經期症候群的影響其實是……介於一〇％到九〇％之間的女性；這中間分叉之巨大，簡直不只是叉而是釘耙或收割機了。根據我二〇一六年在日內瓦醫學教育研究基金會網站上搜尋到的一篇文章，婦科醫師法比安・佛朵耶（Fabien Vaudoyer）表示[3]，關於經前症候群，不同的研究會得出不同的結果：根據某些研究，九五％的女性在其月經生涯中會有輕微的經期紊亂（這是每個「突發性出血」的科學名稱）等小問題，其他則提到七五％的護理師與三六％的女性工人會受到影響，而最近的一篇研究卻認定，有此體驗的女性只占四〇％。

症狀的數字也是一樣，算起來最少也有一百五十種症狀，當然有些被問到的女性，會提到一些亂七八糟的東西像是「左手腕不適」或「非常痛苦的紊亂加上右眼陣痛」。在「腹部—骨盆的徵兆」之外，人們還找到一些像「乳房顯象」，以及精神和神經上的問題，從性慾低落到狂熱、從偏頭痛到自殺傾向，還有失眠與抽搐等。另外提到的還有出血問題、經期皰疹、蕁麻疹、經期氣喘、燥熱症、膀胱神經痛、胃口改變、肛門或外陰搔癢（或兩者皆有）、心悸、特定部位多汗、鼻炎、痙攣性咳嗽、急性虹膜炎、頭皮出油、腕隧道症候群等等。

在閱讀這則黑色幽默的症狀列表後，不管是誰都可能會有經前症候群，像我那總是有什麼地方不舒服的弟弟，或我那隻有時候會出現意外舉動的貓。我們可以認真地自問，這主要在西方國家觀察到的問題，是否就是正常狀態？意思是，它們表達的是一個人對荷爾蒙變化的反應，而影響荷爾蒙的因素包含其他病理，如憂鬱、糖尿病、高血壓等；或只是生活壓力太大，就像三十到四十歲女性所面臨的，結合了婚姻、離婚、為人母與職業生涯進展的樂趣，以及在法國，比男性多上快一倍的家事（三小時二十六分鐘比上二小時）[4]，並賺到比她們伴侶少了二五・七％的薪資[5]。

簡而言之，經前症候群是否就像青春期、妊娠、消化，或更年期一樣，並非一種疾病，而是一種生物現象，並且因為不同時刻，各有不同體驗？

生殖器共感

從希臘羅馬時代以來，許多作者都將女性的問題與月經連結。就像我們在第二章看到的，希波克拉底在西元前五世紀，就認為子宮是一切女性疾病、以及女性生來較為次等的原因。這種概念主宰了超過二十個世紀。在一八九〇年，法國精神學家塞維杭・伊卡（Séverin Icard）在《月經期間的女性》（*La Femme pendant la péiode menstruelle*）[6]中認為，生殖器官的病變與瘋狂之間有著無庸置疑的連結。儘管荷爾蒙當時還沒被發現，他依舊描述了某種「生殖器共感，意即在精神核心與生殖器官之間極為親密的關係。……而這種共感，在女性身上比在男性身上要來得更顯著」。他也描述了月經之前的症狀：「月經會以八天的腹痛、乳房刺癢、頭痛等，宣告到來。女孩會變得惡劣、暴躁、因為最微小的違逆而發怒。這段時間結束後，一切都會回歸常軌。」

要等到一九五二年，經前症候群才透過一位英國婦科醫師，卡特琳娜・道爾頓（Katharina Dalton），在世人面前現身。她首先在《英國醫學期刊》（*British Medical Journal*）中描述到這些症狀。事實上，這位三十二歲的年輕女性是注意到自己的偏頭痛在懷孕期間消失，並將這個問題以及氣喘和癲癇等，都歸結為黃體素不足。協同內分泌學者雷蒙・葛林（Raymond Greene），她開始用這種荷爾蒙來治療一般女性，同時繼續收集研究資料。與那些到當時為止都主宰這類研究的男性不同，她認為這些症狀「基本上是生理性，而不是心理性的」。

第一時間看來，卡特琳娜・道爾頓認為這些影響女性的問題不是出於她們的想像或弱者性格，這方面可能是一種進步；但研究者也可能會因此將女性列為被荷爾蒙綁架的人質。例如，卡特琳娜・道爾頓就觀察到，因為嚴重經前症候群而苦的中學女生在月經與考試期間重疊時成績會比較差。在與監獄囚犯見面後，她認為遭遇重大經前症候群的女性，也更有可能虐待孩子或犯下見血的罪行（可這時不是已見了血嗎）。對她來說，這段期間也更易自殺或酗酒。在研究維多利亞女王的信件與日記之後，她還提出這位女王殿下肯定也苦於嚴重的經前症候群的猜測，因為女王每個月都有向她丈夫——廣受敬愛的艾伯特王子——大吼大叫還丟東西的癖好。但只要快速檢查過這位女王的自傳，就能看到其實還有其他因素也能解釋她的心情起落，例如她童年的不幸、她懷孕的驚人次數（一個接著一個，至少有九個孩子），還有她只要一露臉就立刻有狂人朝她開槍，至少有七次精神失常者要刺殺她——其中應該沒有人在拿著上膛手槍衝向馬車時，想去測一下自己當時的荷爾蒙狀態。

五十年來，為了治好這些統稱為經前症候群的許多病徵，眾人已經在女性身上測試過許多療法：荷爾蒙、利尿劑、精神藥方、鈣、維他命B6、月見草、草本茶……但針對這個主題的各種科學研究，從未成功獲取結論，而像是卡特琳娜・道爾頓採用的自然黃體素注射法，最後因為效果並不比安慰劑更好，而被一部分人放棄[7]——尤其是根據血液檢驗結果，一般而言，在有經前症候群的女性血液裡並不會檢出荷爾蒙比例異常❹。因此，最誠實的執業醫師通常會要求患者自行治療，消除或減少刺激物如酒精、咖啡或菸草，多喝水，少吃紅肉，多吃蔬菜水果，多運動，規律睡眠，藉以強化健康，降低壓力。這些顯然都是多數現代年輕女性很難依循的建議，由於她們的腦袋總被油膩、含糖、酒精和讓人上癮的製品……這些永無止盡的廣告轟炸，另外還有強力播送著修過圖的超模身影，好讓她們從起床開始就喪失自信。

就像心理學家羅賓・史坦・德路卡（Robyn Stein DeLuca）在一場題為〈關於經前症候群的好消息〉的 TEDx 演講[8]中說的，一直到二〇一三年，經前症候群（PMS）才有了更科學的定義，以及令人疑慮的命名——「經前不悅症」（PMDD）。而症狀數量從一百五十個降到十一個，還能診斷出困擾日常生活、工作或學習的「重大醫療困境」。在這種稍微比較不模糊的形式之下，影響只

❹ 譯註：也許有人因而推測，以黃體素等荷爾蒙進行治療或無助益。

及於三%到八%的女性。史坦‧德路卡對其他人解釋道：「許多像是造成壓力或愉悅的事件，或一星期中的某一天，都有可能是比這個月的月經更能影響心情的指標。」更好的是，許多研究都指出，儘管我們的男性伴侶從來沒有月經，而我們女性「連看地圖都不會」（此乃著名性別主義想像作品《男人來自火星，女人來自金星》〔*Les hommes viennent de Mars et les femmes Venus*〕作者約翰‧葛瑞〔John Gray〕所言），但男性與女性的情緒狀態並沒有顯著的差異。

一則二〇一五年在美國期刊《科學報告》（*Scientific Reports*）上發表的研究揭示，就連二〇〇八年的次級房貸金融風暴的肇因，都或許能以交易員（成員多半為少於四十五歲的年輕男性）的睪固酮激升來解釋：他們發現自己進入競爭狀態，因此超量分泌；這個「競爭壓力」同時也引發皮質醇比例升高，造成不可思議的樂觀傾向，以及對風險的低估。[9]睪固酮與表現有關，但也和不理想的成績有關。在二〇〇八年，當股市（光是這名字就應該讓我們生起戒心）崩盤時，在交易室中極為少見的女性，損失的比她們的男性同儕更少。先不論在男性身上也可以觀察到，由於他們的荷爾蒙不穩，帶給了我們許多的災難、戰爭與意外；女性卻總是因為她們的心情轉變而遭到千夫所指。這種「荷爾蒙不公」的結果，就是加強刻板印象。

因此，羅賓・史坦—德路卡嘆道：「女性越相信每個人都有經前症候群，就越可能誤認自己也有這個毛病。我想和大家說『錯認』的意思是什麼。你可以問她：『你有經前症候群嗎？』她會說有。接著，等她持續兩個月記錄每天的狀態後，會發現這些症狀跟月經又扯不上一點關係。」

經前症候群大獎

也許你會自問，為什麼經前症候群的神話會如此廣為人知？對羅賓・史坦・德路卡而言，答案很清楚：「對經前症候群的治療，已經成為一種獲利穩定的產業。」只是，若要這些療法得到美國食品藥物管理局（FDA）許可，它們必須要能與美國《精神疾病診斷與統計手冊》（*The Diagnostic and Statistical*

Manual of Mental Disorders，簡稱DSM）中記載的健康問題對應才行。就是因為同樣的把戲，威而鋼才能成功地在二〇〇〇年代初期，在一種名為「勃起障礙」的不可思議疾病被發明之後，得以上市；這種疾病其實就只是比平常更短更軟的勃起，向來一定年紀以上的男性多少都會被影響。結果卻是，Pfizer和Lilly藥廠每年有了數以十億計的獲利。

對於經前症候群，許多藥廠期待的或許也就是獲得這種大獎。從一九一一年起，一種特殊藥品就因此在美國上市：美多錠（Midol），成分只有一種利尿劑、一種止痛劑和咖啡因。還有一種針對青少年的特殊版本──少年美多錠（Teen Midol）──在二〇〇一年上市，不含咖啡因。將經前症候群視為一種心理問題，也使得百憂解（Prozac）以「Sarafem」的名字重新包裝，銷售給那些不時受到經前不悅症所苦的女性。

二〇一六年六月，一則在《女性健康期刊》（*Journal of Woman's Health*）上發表的研究，受到許多法國媒體的報導，如：〈科學家終於了解，為什麼女性在月經時受苦〉（《解放報》）、〈經前症候群可能由一種蛋白質造成〉（《巴黎人報》〔*La Parisienne*〕），還有〈經痛：科學家得知女性何以受苦〉（《二十分鐘》〔*20 Minutes*〕）等，這份研究帶著找到月經寶藏的愉悅聲調。根據這則對三千三百零二名女性進行的研究，造成與月經有關的週期性發炎，嫌犯就是C反應蛋白（C-Reactive Protein，簡稱CRP）。我不是科學家，但直到現在，我都以為C反應蛋白大量出現是發炎的結果而非原因。但無庸置疑地，月經週期第二階段的特色就是子宮內膜的發炎狀態，使其崩解並從子宮內壁上剝落，而後被子宮多少算是強烈、多少有點痛苦地收縮排出。宣告自己正苦於經前症候群的人，體內出現大量的C反應蛋白，或許僅能表示月經週期的這個時刻，因為壓力或源於基因的免疫系統失常，而導致比平常更嚴重的發炎。另外，有種假說指出，這些研究的作者並不知道造成週期性發炎的免疫系統失常，會比經前症候群的開端更早出現。

但這不影響我們將C反應蛋白的出現，與其他真實而具有致命潛力的疾病連結，像是高血壓、糖尿病與心肌梗塞等，並認為苦於經前症候群的女性，可能更容易染上這些疾病。我不知道別人怎麼想，但我總有某種新藥即將問世的預感。這肯定會是某種老牌消炎藥，只是穿上週日的新衣，盒子上用著火的字體註明「經前症候群」。

在等待期間，我想告訴你一個我自己對抗經前不適的小祕密：喝杯咖啡、檸檬汁、一公升水，然後跳一整夜的舞。跳舞能緩解緊張、讓骨盆放鬆，低音韻律能讓心臟平靜。性高潮也是一種在此時安撫自己的方式。不管是共享或獨享的高潮，都在伸手可及之處。

我會把對跳舞的愛好，歸因於自己在月經時的不適並不像醫學所預言的那麼嚴重。東方或中國的儀式性舞蹈能讓身體得到平衡，而某些自然療法師還提出一種「女性健身法」，稱為「子宮之舞」，被認為能製造奇蹟。練習氣功和太極讓我能在自己的荷爾蒙玩雲霄飛車時，在一種矛盾的寧靜狀態下，度過最後幾年的月經。

我曾多次糟蹋自己的器官，沒能遵守這些簡單的均衡規矩，或過於信賴自己的身體，結果差點因為吞下太多普拿疼引發藥物性肝炎，還使得吞嚥減緩，接近僵死。而我所謂的經期偏頭痛在更年期後依舊持續，我的陰晴不定也是。唯一的差別，就是人們再也不會問我是不是月經來了——氣破我的卵巢，除非他們想要恭維我看起來還沒上了年紀。

我只後悔沒能嘗試用大麻栓劑緩解月經絞痛——聽說，維多利亞女王在不擔心瘋子朝自己開槍的時候也使用大麻。喜劇演員琥碧・戈柏（Whoopi Goldberg），在美國跟某位瑪雅・伊莉莎白（Maya Elisabeth）共同推出一款產品：一個以大麻製作的陰道栓劑品牌，被認為可以緩解經痛。還有一家位於加州的公司「Foria」推出一種可舒緩子宮不適的藥劑，就像栓劑一樣置入陰道或肛門使用。

那麼……女孩們，轉過身吧。若過於痛苦，別忘了確認你沒有子宮內膜異位症。因為，就算所有人都相信經前症候群的存在，但還是有很長一段時間，沒有任何人相信子宮內膜異位症這種器官疾病真的存在，儘管它影響了二到四百萬法國女性與全世界一億八千萬女性。且這還是罹患此病女性不孕的首要原因：三〇％染上此病的女性若要懷孕，必須配合治療。

卵巢裡的風暴

我與子宮內膜異位症的抗爭歷史始自二〇〇五年，當時我已經四十三歲，還有一個九歲的女兒。歐盟憲法公投的選戰打得正旺，五五％的法國選舉人聲稱反對，儘管這並不會改變歐盟憲法是否過關。也同樣是在二〇〇五年的十一月，席耶・貝納（Zyed Benna）與布納・特侯（Bouna Traore）這兩個克里希—素—布瓦（Clichy-sous-Bois）地方的青少年，在逃離警方臨檢時躲在電塔下觸電死亡，因而隨即爆發了日後稱為「郊區暴動」（émeutes de banlieues）的事件。十年後，法律判決警察無罪。

就在同一時期，我的一個卵巢開始充滿水瘤，造成嚴重疼痛，並且一直長到直徑四公分左右。我的婦科醫師，一位在一九九六年協助我順利生產的傑出人物，建議我實行穿刺檢驗。一個冬日早晨，正當郊區充滿了暴動的火焰與鮮血時，他邊吹著口哨，邊從我的身體裡取出一些巧克力色的液體，然後我們握手道別，他回去做他的事，我回去做我的。和逐漸熄滅的暴動相反，我的生殖系統持續製造囊腫，我的醫師因而建議我，在初春時將其清除「以免它惡化」。

在我下腹部的暴動有它自己的名字：子宮內膜異位症。但當我詢問醫師解釋這個詭異的疾病時，他顯得有些不確定，「我們知道的還不多。時常旅行的商務女性會有這種病。我們沒辦法真的去治療它。」至於要知道它包括哪些東西，最好先確定心臟夠強：「就是子宮組織沒有在月經時從陰道排出，不知道為什麼順著輸卵管上升到腹部，然後遍布全身，黏在子宮、卵巢、直腸、膀胱、腸道——有時甚至是胃部、橫隔膜、肺部、腦部等等。而這些沒有被免疫系統消滅的子宮組織，會繼續對荷爾蒙週期產生反應，就像一般準備要在月經時被排出那樣發炎，卻永遠不會被排出。所以被子宮內膜異位症影響的女性所受的疼痛，有時候會相當劇烈。」

動手術會讓我四十八小時無法行動。實際上，我在醫院待了一個星期，有三個星期起不了床，並自問為什麼我不是商務女性，也會得到這種該死的疾病。手術隔天，我的婦科醫師向我解釋，他必須取出我作怪的卵巢，並用水柱清洗我腹中的其他部分，因為裡面有一大片子宮內膜「蜘蛛網」。在看到我令人驚奇的豐富礦藏時，他指出自己當然不是薩科奇（Nicolas Sarkozy）❺，事實上，他用的是雷射。我的婦科醫師提著一支光劍，跑去攻擊在我肚子裡一張巨大的蜘蛛網，這個影像讓我感到暈眩。

據他所說，為了避免復發，必須進行人工絕經，目的是避免經血繼續從子宮漏出，在我的器官上殖民。把子宮移民與殖民主義連結的隱喻，讓我相當困擾，我的小腹裡是不是也發生了一場暴動，讓子宮裡的細胞想要逃跑？我想像這些微小的組織在我肚子裡的廣大世界裡迷失了，像是喪家之犬一樣四處遊走，或像蠻族一樣攻擊我可憐的直腸，織起它們惡毒的網。婦科醫師建議的解方，就像一架美國獵鷹戰機一樣，把炸彈送往已經荒蕪的伊拉克；人們向我身體裡的小生態系宣戰，注入大量的促性腺素釋素（GnRH）促進劑，這項藥劑「弟凱得」（Decapeptyl）在市面上銷售，通常開給男性作為治療攝護腺癌之用。結果就是經期仍可回復的人工絕經，而婦科醫師則希望這個人工更年期能自然延續下去。儘管我擔心GnRH促進劑會提早對我進行攻擊，他還是堅持繼續；他說沒有了月經，子宮組織就不會剝落跑去我的骨盆腔裡漫遊。

在四十三歲就進入更年期的想法，並不是太吸引我，但就像在《星際大戰》裡一樣，我接下婦科醫師的命令，開始籌畫療程，好阻礙我的週期，停止我的

❺ 二〇〇五年六月十九日，一位十一歲的孩子席德—阿瑪德—哈瑪克在死於兩個幫派爭執之間的流彈之後，時任內政部長的薩科奇在造訪拉庫赫納芙的四千名居民時說：「明天我們會用水柱清洗整個市鎮。我們會實行必要的措施，花費必要的時間，但這些都會被清除。」

月經。我不知道該怎麼說這有多辛苦。人造更年期，就跟更年期一樣，只是更濃縮。也就是說，荷爾蒙革命日復一日地，像沙漠風暴一樣在你的身體裡產生。GnRH促進劑會轟炸腦下垂體，試圖說服它身體裡已經有足夠的雌激素和黃體素，可以用到第三個千禧年，不需要繼續分泌。其後，腦下垂體便不再生產會引發月經週期的荷爾蒙，並引爆許多類似戒斷的症狀，像是：陣陣發熱、神經緊張、讓人撞牆的偏頭痛等，以及就算能短暫入睡但總充滿噩夢的失眠狀態，更不用說曾經差點達到危險層級的高度焦慮等。礦泉水要不要氣泡？有糖或無糖？向右還向左？幾天之內，這些普通的決定，對我缺乏荷爾蒙的頭腦而言，都變成了充滿戲劇性的選擇題。另外，我還苦於陰道乾燥，性慾也像是被麻醉了。某個週日，當我因為不知道要不要在早餐吃一顆蛋而淚眼汪汪時，就該知道GnRH促進劑正在加深它對我的掌控。

在一個月的治療之後，我把剩下幾盒弟凱得歸還給藥房，免得自己把它們當垃圾丟掉，汙染我的環境，還會讓社區裡所有動物一路到佛羅里達的鱷魚為止，都冒上提早絕經的風險。我對自己不太有信心，就聽了我那從來沒有荷爾蒙週期但患有胃潰瘍的弟弟所給的建議，跟一個針灸醫師約診，想要以緩和的方式來處理子宮內膜異位症。這位針灸師並不是什麼親切體貼的模範生，馬上就以一種暴躁的方式開始對我講課，「你有想到你做了什麼嗎？」他咆哮，「你知道你對自己身體犯下攻擊的罪行嗎？」我讓他自己一個人去生氣，但這也顯示出停經治療把我帶入多麼悲涼的狀態。正常情況下，我會在對他進行相當有感的頂嘴之後轉身離去，但我只是躺平了，什麼也沒說，讓他在我全身上下戳刺，企圖減緩我的痛苦。在幾次療程之後，他變溫和了，我也感覺好一點了。除了某次我的卵巢又把自己填滿了短短幾個星期，壓迫膀胱，讓我在公園跑步時漏尿之外；我與子宮之間，終於還是出現某種相對意義上的和平。

在決定停止人工絕經之後，我決定不畏艱難地打電話給我的婦科醫師，並且得到他哲學式的回應。「你這裡總是曲折多變，」他邊笑邊跟我說，「好吧，我們看看這樣會發生什麼事情。有時候這也會自行治癒。事實上，我這邊有測試結果，在你的病變裡沒有任何異常細胞。」我安心地嘆了一口氣，然後問他為什麼這種疾病會突然出現，在此之前從來沒有被診斷出來。「噢，」他回應道，「你一直有這樣的問題，這通常是一種慢性病。但它有可能是被壓力觸發或強化了攻擊性。」就在此時，我想起自己幾次不幸的遭遇，在那些期間，我的子宮確實發作了好幾次病症，都可以歸因為「壓力來源」。

生殖禁令

一九九一年，在多年來尋找為什麼我的小腹會定期疼痛，以至於我的性生活不如預期卻一無所得之後，在我的子宮頸裡發現了癌症前期病變，原因看來是乳突病毒。儘管這個詩意的名字飄散著費洛蒙和亞馬遜叢林的豐盛美感，但對那些想活得久一點並在期間進行生殖的女性們來說，乳突病毒並不算是個好朋友。我因此動了手術割除病灶，這並不是太好過。首先，我並未充分地接受麻醉（而這是我人生第一次），因此在甦醒時產生華麗的反應。我說的「華麗」

意思是，身體在床上不停跳動，就像被惡魔附身似地。接著，劇烈的痛苦讓我對閒雜人等尖叫怒罵，就從勇氣十足、討厭醫院卻還是前來探視我的母親開始。最後，子宮頸結的痂把它整個封閉起來，導致我的經血無法流出——讓我必須在兩星期後必須再進行手術，把通道重新打開。

我以為最壞的已經過去，結果外科醫師打電話來說有壞消息：根據組織檢查，病灶比預期中分布得更廣，必須再動一次手術。我花了一個月陷在床上，看著一九四〇年的美國喜劇錄影帶，一邊以不變應萬變，一邊喝血腥瑪莉放鬆。在這段時間裡，我只吃自己喜歡的菜、一次又一次重讀自己喜歡的書，還在森林裡漫步，找鳥說話。我相信自己死期已近，並提出進一步條件：這次我要在傑恩維里耶市（Gennevilliers）深處的診所進行手術，不再去那個我剛出來的十六區恐怖診所❻。既然罹患絕症，我寧願去一個對我來說是庇護所的地方：

❻ 譯註：十六區是巴黎較富有的一區。

一間位在共產黨主政市區的大眾診所，在那裡，獲利不是治療的「首要條件」。

我還堅持要下更重的麻醉。不管誰來說我不會受苦或我任性都沒用。虐待也要有個限度。

手術那天，一名身高一米九、像神祇一樣俊美的擔架手來病房帶我。可惜他沒有帶擔架來，因為都有人用了。儘管沒有電動病床、個人病房和有線電視之類的，但我選擇一個以人類溫情作為主要動力的地方還是有道理的，因為這位擔架手決定用雙手抱我進手術室，還一邊唱著結婚進行曲——誰知道是為什麼呢，他輕輕把我放在手術台上，向我保證他會待到我睡著為止，他真的這麼做了。手術室只開著白天用的燈，太陽很大，我能看見一座友善城市的樓群，前面是開滿鮮花的樹叢。

當我醒來時，就像身在天堂。外科醫師要求在點滴中加入嗎啡，成為我最美好的回憶之一——守護天使擔架手還來向我獻上笑容，就在我們締結了虛假的婚姻之後。這場奇異冒險的完美結局，是我的外科醫師的第二通電話，他在電話裡向我說了好消息：這次組織檢查沒有測出任何異常細胞。「沒有任何異常細胞？那我幹嘛又動一次手術？」這位外科醫師——從此以後我都叫他「兩倍弱先生」——不知道該怎麼回應。「實驗室會不會把異常細胞跟結痂細胞搞混了？」還是沒有回應。稍後，當他第二次必須動手打開我的子宮頸好讓經血流出時，嘴中喃喃唸著「轉化型歇斯底里」(converion hystérique）的公式。轉化型症歇斯底里的患者會去模擬某些不具生理基礎的神經性疾病，藉以表達某種心理上的痛苦。於是我問他，難道我能模擬出可以被檢測出來的異常細胞嗎？他承認自己完全不知道是怎麼回事。「既然您也不知道是為什麼，難道真的是我歇斯底里嗎？」

在一九九一年，人們不說子宮內膜異位症，我也不記得有哪個人診斷出了，我患有這種能造成三〇％到四〇％女性患者不孕的疾病。相反地，我的子宮頸損壞到經血只能像沙漏一樣滴落——我猜就是在這個時候，月經才決定改變習慣，開始向我的腹部展開探索。

在我的子宮被閹割又受創之後，還有另一個令人不悅的結果：精子沒辦法攀附上來，也沒辦法在皺摺中找到原來應該會出現的子宮頸黏液。那位外科醫師寧可說我歇斯底里，也不願意承認實驗室可能出了錯，或承認我是因為血腥瑪莉、老喜劇演員的俊美，和我與鳥之間對話等因素而自行痊癒，繼續把我當成白痴，建議我子宮外人工授精的方案。方式看來相當簡單：我的伴侶必須在角落打手槍，而我則要每四天一次在早上抽血並做陰道超音波，決定排卵日，還要稍微刺激一下排卵。接著，到了那天，我要在一張婦科檢查桌上躺平，接受用滴管送來的精子。說起來，去計較自然受孕和這所謂療程之間的受孕效度是否有差別，也沒什麼意義；因為我結痂的子宮頸才是主要的生育障礙，而它依舊頑固地緊閉。另外在性關係上，我們也失去許多樂趣。

在第四次治療未果後，我決定跟「兩倍弱先生」分手，約上我如今的傑出婦科醫師，他不只是專家，還是個舉世無雙的人類。但他卻讓我接受一套全新的檢查，項目一種比一種更痛苦。在某個時刻，我必須提醒他往子宮的星象探索已經開始打擊到我的行星系了。「但這是為了確認啊！」他抱怨。「確認什麼？」我反駁。「你已經見過我的子宮、我的輸卵管、我的卵巢，已經檢查過我的腦下垂體、抽了我的血、刮取我的黏液、分析過我伴侶的精子。還缺什麼才能確認？還要動個開心手術嗎？」

他於是鳴金收兵，提議進行子宮內授精。理論上，這相當簡單；但實際上，這比較像是一場體育競賽。要提高投精的成功機率，排卵還是需要被「監視」、被刺激並釋放。從月經第一天開始，就要打荷爾蒙針，接著靠陰道超音波來觀察排卵進度，直到釋放的時刻，必須立刻在現場收集精子，以進行名副其實的授精。我還記得在念這些注射劑的其中一個盒子時有多驚訝，上面寫的是「人類停經後促性腺素」——某種萃取自停經後婦女尿液的物質。

必須依靠停經婦女的尿液來受孕，這個念頭已經相當讓我困擾，但這還比不上為了要觀察這些荷爾蒙對我子宮的影響，我被迫公開與一支超音波假陽具產生特殊性關係。於是，就像在超音波螢幕上看到的那樣，我不只能製造一顆卵母細胞，而能造出四或五個，最後卻沒有一個可以排出。我想自己應該承受了五次這種療程，然後才決定要放棄。

我的婦科醫師於是決定要加速進行體外授精。事先抽出我的卵子，與我同居人的精子一起放在試管裡，接著把胚胎放回我的子宮，或許胚胎會接受在這裡窩上九個月。這個景象讓我沮喪到向我的生殖夥伴「手腕先生」❼提議進行領養程序。而我們還為了能一起領養而決定要結婚。在此同時，婦科醫師成功說服我做最後一次人工授精。

婚禮在一九九五年十一月的某個星期一舉行，而反對朱佩❽退休改革計畫的大型社會運動即將癱瘓法國，運動聯盟的口號溫暖我們的心：「大家一起、大家一起、對！沒錯！」在儀式之前的星期天晚上，我們、兄弟姊妹和幾個朋友，在瑪黑區一間叫「金堡」(Goldenberg)的猶太餐廳（之後被一間成衣品牌取代）裡，度過一個由胡椒伏特加增添風味的酒醉之夜。隔天我在市政廳還充滿醉意，導致副市長因為不確定我是否同意而不敢宣告成婚。我的朋友們像被魔法召喚一般突然現身，成功說服副市長，而後我們在宿醉中吞下咖啡和可頌，回到新房的家。地鐵和公車都已經罷工。當我又累又醉地回到家時，發現月經來了。我穿著一件據稱相當狂野——而我個人堅信是種最新潮流——的白色中式絲綢睡衣去結婚（我相信最初應該是自己的穿著讓副市長產生警覺），血跡非常明顯，我也完全找不到長褲。我還記得在自己沉入深深的昏睡之前，打電話給醫院說要開始最後一次人工授精。那瓶胡椒伏特加是產自烏克蘭嗎？我始終無法拋棄這樣的念頭：其實是女神阿耳忒彌斯親自送給我這瓶靈藥，好鬆動我緊繃的卵巢。

兩個星期過去，在注射與蓄意的自慰之後，我讓一位義大利實習醫師為

❼ 譯註：此暱稱或取自於用來指稱自慰的法文俗話：「靠手腕守活寡。」以呼應這位男士須配合受孕取精。

❽ 譯註：Alain Juppe，資深保守黨籍政客，當時以總理身分提出修法計畫。

我進行人工授精，她邊唸著「Avanti o popolo alla riscossa, bandiera rossa trionfera」❾，邊按下針筒，將手腕先生的精子送進我的子宮。護理師微笑著握住我的手，向我保證她在顯微鏡下檢查過那些精子，認為它們「感覺良好」。我不知道顯微鏡能不能分辨出精子的人格。那時我也得知精子在人工授精之前，還會接受包括離心機和用咖啡因加以刺激等等的處理。這最後一段過程是用來確保精子能持續興奮。聖誕夜時，我做了一次驗孕，好在過節之前解決這個問題。結果是陽性。

九個月或差不多九個月之後，我生了一個帶著「感覺良好」遺傳基因的小女孩——儘管這個特質在青春期時弱了一點。這種雙親配子之間體質性的不合，終究影響了手腕先生和手腕太太的組合，導致我們就像二〇〇五年間每兩對之間就有一對夫妻那樣決意離婚（至於結婚之際一九九五年的那場社會運動，則是自一九六八年以來法國最重要的一次，也是其後二十年唯一一次成功的社會運動）。

你有所不知的子宮內膜異位症

於是，我屬於一個由世界上許多女性所組成的群體：我們對自身的子宮內膜異位症毫不知情。我怎麼也想不到，月經時會下腹疼痛的女性中，有四〇%會受到這種疾病影響，而這種疾病還在我的不孕症中扮演某種角色。同樣地，也沒有人警告我，荷爾蒙療法可能會對我的健康產生什麼影響——我至今還不知道他們是否能解釋，為什麼我的卵巢會讓自己充滿巧克力色的經血。

的確，根據法國國家健康與醫學研究院（Inserm），子宮內膜異位症的病灶只會進行無害的轉移，遭受此害的女性們稱之為「不會死的癌症」。但這種疾病有一%的機率與某些罕見的卵巢癌相關，像是透明細胞腺癌或子宮內膜癌等[10]，而遭受此害的人們也會有更高的皮膚癌風險——這可能是最致命的地方。

❾ 譯註：義大利社會主義工會歌曲〈紅旗〉的歌詞。

子宮內膜異位症可能會因人而有極大差異，相同之處在於診斷總是遲來：足足要七年到九年。這些女性受苦多年，而疾病則毫不留情地蔓延。法國電視劇《生活如此甜蜜》（*Plus belle la vie*）的女演員萊蒂西亞・米羅（Latita Milot），也是EndoFrance協會之母，她是在五年嘗試生育未果之後才得知自己的疾病。歌手伊瑪尼（Imany），EndoMind協會之母，曾經談過她到了二十五歲才診斷出子宮內膜異位症，而她從十五歲起就苦於此病症的影響：月經期間會有嚴酷而讓人動彈不得的疼痛，有時還會在月經來潮前後發生。某些女性也會提到在性行為時的疼痛，以及腸部和膀胱的問題等。

直到二〇〇〇年代末期，子宮內膜異位症都必須要先進行外科手術才得以確診。在今天，超音波、核磁共振、甚至直腸鏡等醫學影像，都能精確地將病灶視覺化。在這方面的檢測專家艾黑克・坡替（Erick Petit）醫師，遺憾地指出醫療從業人員對這方面太過無知、又太過稀少，一位又一位地診斷出錯，讓某些疾病從一位醫師面前飄往下一位，造成患者長年的痛苦與不孕，直到她們帶著病痛抵達他在巴黎的診所為止。

這只因為，子宮內膜異位症的機制依舊難以了解。儘管有九〇％的女性都會「倒流」，就是經血回流到骨盆腔中，但其中卻只有一〇％會出現子宮組織增生。一般來說，免疫系統會釋放出清除大隊，輕而易舉消滅外來物體。但在子宮內膜異位症的狀況裡則什麼阻擋也沒有。子宮內膜組織暢行無阻地入侵腹部，免疫系統就像是罷工了一樣，然而卻又不是這樣。很奇怪的是，就在子宮內膜異位症不斷發展的時候，免疫系統總是在做別的事情。苦於子宮內膜異位症的女性們因而常會產生哮喘、白斑或狼瘡等所謂的「自體免疫」疾病，也就是身體組織自我攻擊的結果。

這種子宮內膜的「蜘蛛女」式攻擊，看起來像是由能讓子宮內膜產生附著力的細胞，在遺傳因素影響之下產生的，這使得子宮內膜異位症常是遺傳性的。這些組織所造成的內出血，會導致某種慢性發炎，可能因此造成嚴重的疼痛。研究者因而開始鑽研某種「敏感性」基因，並得以辨識出「與此疾病有明顯關聯的基因變異」。然而，有此基因變異的女性裡，卻只有三〇％會發展出子宮內膜異位症。根據法國國家健康與醫藥研究機構的檔案，更精準的研究讓我們能觀察到DNA的化學改變，尤其是會增加七倍罹病風險的染色體端粒。

另外，在患有子宮內膜異位症的女性與其他人之間，由於這種疾病會造成生育能力降低，還會產生其他的生物性與生理性差異。我說的生物性與生理性差異，不是指髮色或腿長（儘管有位醫師向我保證，他可以一眼就看出某位女性是否因為子宮內膜異位症而苦，因為很顯然地，她們的身材常是屬於模特兒類型——很不幸地，我肯定是這條規則的例外），而是指負責前列腺素、發炎的化學介質，以及酶體等諸多編碼的基因。對苦於子宮內膜異位症的女性而言，這些基因顯然讓人搞不清楚是在編碼還是在搗亂。從基因到病因，可能只有一步之遙，若是又碰上內分泌混亂這種強化風險的因素，那麼這一步就跨越得更加輕鬆。我已經在上一章裡說過這些迷人的角色：鄰苯二甲酸酯（又稱酞酸酯，為某種塑化劑）、殺蟲劑、戴奧辛和有機氯化合物等，對這種疾病也不是沒有影響。根據丹尼爾・費蒙醫師（Dr. Daniel Vaiman）最近的一則研究[11]表示，生產前若暴露在雙酚A（某種環境荷爾蒙）之中，可能會促使雌鼠產生某種類似於子宮內膜異位症的病徵。

但這些都沒能告訴我，為什麼多年來人們都稱子宮內膜異位症為「商務女性病」，也沒有說明為什麼它在時常旅行的女性身上特別容易出現。事實上，這源自於一個巧合：擁有較高社會地位與較高學歷的女性，通常會較晚生育。在她們尚未生育的時期裡，子宮內膜異位症有足夠的時間，在好幾年內沉默地編織起自己的網，因為她們多年來持續使用避孕藥導致停經。直到這些女性想生小孩時才會被診斷出來。而因為這些女性較能取得完善的醫療，也更懂得這些疾病，所以讓她們從一九九〇年代起，就成為首先被正式認定為患有子宮內膜異位症的一群。但女性工人和辦公室職員也同受此病之苦，它並不會用社會地位來選擇受害者。

另外，許多醫師還呼籲子宮內膜異位症的流行，可能與性暴力或創傷有關。這種理論被其他優先考慮基因或荷爾蒙，並視此為江湖術士騙局的理論所推翻。然而對性暴力所進行的研究，則顯示受害人比其他女性更容易患上自體免疫疾病、癌症、心血管疾病等。精神科醫師與被害者研究員穆黑伊耶・薩爾摩那（Muriel Salmona），特別在她談論性暴力的專書[12]中強調，性暴力所造成的創傷不只有精神上的，還有生理、神經上的面向，長此以往，有可能會對免疫系統造成影響。

在一個汲汲於應付男性，因而用盡所有能量的世界裡，子宮內膜異位症長久以來都被當成一種幻想中的疾病，致使進行治療一事幾無立足之地。在期待某種基因療法或某種未知植物的奇蹟解藥的同時，能真正治癒這種疾病的療法尚不存在。這種疾病的嚴重性從第一期到第四期；最嚴重時，醫師要不是建議使用GnRH促進劑催行更年期，就是用避孕藥抑止月經，同時主要利用消炎藥等對疼痛進行補充治療。當女性們在生育能力檢查報告中發現子宮內膜異位症時，她們可能會覺得人工停經的建議有點弔詭，人們有時甚至還被威脅必須拿掉整個子宮——我們知道，這在想要懷孕的時候並不太實際。手術是控制子宮內膜異位症的第二種方法，但只有在發現子宮內膜異位症的病灶或囊腫時才會進行。只是問題在於，這些外科手術可能會造成其他的沾黏，卻對疾病進展沒什麼作用。萊蒂西亞・米羅在某次電視訪問中就提到，在一次療程後，有人告訴她大約有四到五個月的期間可以用來懷孕。接著，病灶又開始擴展。由於月經週期暫時休息，這些病灶既沒有流血，所以也不會疼痛。但它們就像神話中的潘妮洛普[10]一樣，編織她不斷消去又增生的網。對每個患有這種疾病的女性來說，子宮內膜異位症是學習耐力與不確定性的良師。而這已經持續多個世紀了。

[10] 譯註：古代英雄奧德修斯的妻子，在奧德修斯離去的二十年間追求者不斷，為了婉拒，她宣稱自己在織好一張用來包裹父親屍首的網之前不談婚姻，而後的三年間，她白天織網、晚間拆網。

歇斯底里、驅魔與巫師

人們可能會覺得子宮內膜異位症這種疾病，其實也不過就是種現代病，可讓名人在電視上談論自己的子宮，而不是唱唱歌、演演戲或跑個比賽就滿足。事實上，就像艾黑克・坡替醫師在一篇熱情洋溢的文章[13]裡說的：「這種疾病非常古老，埃及人可能在西元前一八五五年就已經發現了……柏拉圖本人是第一個注意到某些女性受到的極端痛楚，並將之與子宮連結的人。」西元一、二世紀的賽瑟斯（Celsus）與索拉努斯（Soranus）醫師、一世紀的希臘醫師迪奧科里斯（Dioscoride），更精確地描述了這種疾病的徵狀：「發炎導致劇烈的子宮收縮，並造成重複地痙攣與昏厥，持續一生。」艾黑克・坡替醫師解釋這些敘述是「歇斯底里概念的起源，來自於定義子宮的希臘詞彙」。二世紀的加利安（Galien），是將精神疾病與子宮聯結起來的第一人，造成近二十個世紀以來對此病的誤解，認為它是「想像出來的」。當時提倡的療法與今天的相差不大：

能調節荷爾蒙分泌的植物與動物萃取物，像是牡薊或鼠尾草、公牛的尿液或公羊的睪丸。但主要的治療方法則是結婚。重複地懷孕以及接下來的哺乳，能確實停止月經，因此也能阻礙病灶發展，就像今天口服避孕藥的作用一樣。

在中世紀時，因為子宮內膜異位症而苦並不是件好事，因為那些病徵會被視為是惡魔附身的信號。那些女性不只要受每次月經之苦，還會被施予驅魔儀式，甚至可能被判處死刑。

儘管因為安部華斯・帕黑（Ambroise Pare）等人，讓文藝復興時期對此疾病的理解有所進步，但在十七世紀時事態不進反退，歇斯底里在此時被視為巫術的一種形式，女性們又可能會回到火堆上，只因為她們自身受的苦、或嘗試去治療那些受苦的人。艾黑克・坡替醫師繼續在同篇文章中說道，在十八世紀，遭受子宮內膜異位症之苦的女性們會被視為「心理失常」、道德卑下。人們將她們關在瘋人庇護所，甚至不顧所有證據，逕行認定這種「歇斯底里」與性慾亢進有關。當我們知道為子宮內膜異位症所苦的女性們反而會傾向於避免性關係的時候，這種指控便顯得極端諷刺。

十九世紀，隨著婦科的發展，這種疾病在一八五八年由阿赫蒙・特胡梭（Armand Trousseau）醫師命名為「經血囊腫」(hématocèles cataméniales)，而對它的理解也有了長足進步。婦科專家、外科醫師、解剖病理學家推動研究的進步，並確立在骨盆腔病變與月經之間的關聯。

但是要到一九二七年，子宮內膜異位症這個詞彙才以「endometriosis」的學名出現。這個命名要感謝婦科醫師約翰・A・桑普森（John A. Sampson），自此他也被認為是「子宮內膜異位症之父」。儘管自傲於成為這種疾病的「父親」好像有點奇怪，但與他的前輩如法洛普、葛拉夫、道格拉斯等人當仁不讓，為輸卵管、濾泡和直腸子宮陷凹等冠上自己的名號[11]這類行為相比，我們還是看到他的謙虛。女性的身體結構因而綴滿了男性們的名字——為了標榜自己是發現者，而這就像探險家們在處女地上插旗，塗鴉者在廢棄倉庫上留下自己的印記，或甚至就像狗用尿液標出自己的領地一樣。

我很高興得知自從一九四〇年代起，所有子宮內膜異位症的可能落腳處都被描畫出來，而且從青春期開始就可以獲得確診。比較讓人不高興的是，從一九七〇年代起有七〇%的病例都沒有被檢測出來，因為某種被柏拉圖稱為歇斯底里的生理性病症，從讓－馬丁・沙可（Jean-Martin Charcot）⓬起，就無視於與其相關的器質性症狀，而被定義為一種神經官能症。在此，並不是要否定由精神分析指出的神經性精神失調，但以這種方式將歇斯底里認為是一種「想像出來的」病痛，是對患者的侮辱。更嚴重的，在日常語言裡，歇斯底里被用來描述某種毫無理由就突然暴怒的人格特質。而苦於「歇斯底里」的女性們，從未發明自己的病痛。她們長期以來都被當成假冒者，依舊遭受不公平的對待，

⓫ 譯註：為輸卵管（trompe de Fallope）、成熟濾泡（follicule de De Graaf）和直腸子宮陷凹（cul-de-sac de Douglas）之命名來源。

⓬ 譯註：十九世紀法國神經學家、解剖病理學教授。首先提出ALS疾病與神經系統有關的學者。

極少受到尊重，還時常被懷疑是精神失常。

那麼，我們是否有一天會見到子宮內膜異位症的療法呢？前文艾黑克・坡替醫師所提出基因的、後天的、免疫學的與內分泌的線索，都有相當的進展。在等待期間，那些自稱為「內膜女孩」(endogirls)的人們，正在對這種疾病的認識與意識積極推動公權力。她們的首要任務，是鼓勵苦於經痛的女性們及早進行診斷，避免衍發成不可逆轉的病變。

要終結子宮內膜異位症，唯一的方案就是終結月經禁忌。就像我們在下一章中將見到的，治療可能會是一段比我想像中還要獨特許多的冒險旅程。

CHAPTER 8

故事永無止經

此刻就像最近研究顯示的，對於經血幹細胞的研究看來終於朝向女性健康發展了。從二〇一三年起，許多關於子宮內膜幹細胞的文章，都擘畫出藉此治療重複流產、子宮脫垂或結腸炎等疾病的可能性。但最讓人振奮的是一篇二〇一二年由臺灣學者發表，關於子宮內膜異位症的研究。

在我人生的三十到四十歲之間，我習慣在月經的第一天去酒吧喝一杯血腥瑪麗，逃離家庭生活的俗務。我會假裝有份文案要做或晚點還要開會偷偷逃離，度過浪漫的一個晚上——有時候是一整晚。在一間無人相識的酒吧裡，聽著爵士樂，手拿一杯名字很複雜的雞尾酒，對我的復元頗有益處。某些時候，我會在舞廳裡過完這一夜，跳舞到天亮，直到凌晨才回家，看著太陽跟我女兒起床。但多數時候，我只喝上一杯。走進一個只有有錢人能進去的地方，這個念頭讓我不用浸泡酒精就會感到迷醉。我最愛的酒吧是Select、洲際酒店和中國會，這些地方也可以用餐，或在地下室聽音樂。

幾個月之後，我就跟其中一家酒吧裡、某個叫菲利克斯的酒保變得相當熟絡，他懂得用伏特加、番茄汁、檸檬、辣椒，還有一根強化滋味的芹菜，調製出完美的血腥瑪莉（bloody同時有血腥與可惡的意思）。根據傳說，這種雞尾酒是一九二〇年，一位在麗思飯店工作的酒保厄爾尼斯・海明威，為了想要讓他妻子瑪莉感覺不出酒精味所發明的。

儘管我不是什麼選美皇后，髮型也頂多算是隨意，但還是有很多男士來搭訕，我總用這句話來回絕：「算了吧，兄弟，我月經來了，也沒這心情。」比較聰明的人就會幽默以對，其他人則會丟給我一個困獸的眼神，但一般來說，多數人只是默默走開。菲利克斯相當內行地察覺這種時刻，還得要在我說出這句台詞時忍住不笑出來。於是對著他，我才首次提起陰道共產主義——又稱我的月經。匿名的好處之一，就是在訴說私密的事情時，比跟朋友在一起還更容易。

菲利克斯對這個主題很感興趣，因為他自己口中所謂的「第一夫人」，特別喜歡在經期間做愛（有這種喜好的女性數量之多超乎想像），而他則不介意為了某種能讓雙方都飛上九重天的吸血鬼口交術而弄得滿嘴是血。但這對情侶還是有點疑慮：這些性行為會不會對健康不好？知道我曾經是個記者，又通曉「小妹妹的問題」，所以菲利克斯（就像許多我的男性朋友一樣）很快就把我當成一本女性的行動百科全書了。

我有點遺憾，在當時，人們尚未知道今日已知的許多事情，不然菲利克斯應該會很高興地了解到，經血不只對健康沒什麼壞處，甚至還含有潛力無窮的幹細胞，能夠治療從心血管問題、糖尿病、關節病變到癌症等許多疾病——甚至某些人還希望有天能靠這些細胞獲得永生。然而，在二〇〇〇年初期，我僅僅藉由神話，幫菲利克斯準備好迎接這場血色婚禮，告訴他：在人類歷史上，有哪些人從經血中獲取具有無窮力量的神奇精華。感謝這些從書中挖出的科學知識，讓我又獲得好幾杯免費的血腥瑪麗，在菲利克斯心情好的時候，甚至還能加上幾根芹菜棒。

雞尾酒與煉金藥

我覺得，必須讓我最愛的酒保知道的第一件事，就是當他和妻子在經期時做愛，其實正在冒著生出一個紅髮小孩的風險。但菲利克斯並不覺得有什麼，因為他的妻子是英俄混血，他期待她的基因會遺傳給後代，尤其如果是女孩的話；因為據他所說，全世界最美的女性就是綠眼睛的俄羅斯女性。另一方面，為了要與那些「正直的女性」做出分別，在法國，人們直到十九世紀都還要求娼妓把頭髮染紅；而在中世紀，不只一個紅髮的人被推上火堆燒死，只因火紅的髮色讓她們被認為是巫師或惡魔的使者。維多利亞時代，在這種特性不那麼稀有的英國，人們會認為那些出生時「戴盔的」——意即生產後頭還包在羊水囊中的嬰兒們，是在月經期間受孕的，並且應該會具備預知或祕術的能力，就像芭芭拉・G・沃克在她一九八三年於美國出版、那本令人著迷的《女性神話與祕密百科全書》[1]裡所說的那樣。這位女性主義記者是位針織專家，擁有上百件極少受到注目的針織作品。或許也因此她才會產生出，要在一本好讀又完整的著作裡，總攬眾多神話與宗教中關於女性紀錄的好點子。

於是，菲利克斯驚訝地發現，亞當這個應該是世界上第一位男性的名字，指的並不是「用紅黏土捏成」（不過反正他也不知道這個意思），而是「用土與血製成」的意思。呼應著更早的神話裡所說的，人類是每月經血的果實。希伯來文描述血的詞彙是「dam」，在印歐語系裡意為「母親」或「女性」，例如法文的「dame」（女士），或像是傳統法國香頌《我來到我的花園》裡副歌唱的：「溫柔的虞美人女士們，溫柔的虞美人新花」❶。

我們在第三章提過經血與葡萄酒（還有精子與麵包）的符號同化現象，這讓我們能用另一種眼光看待基督教的聖餐儀式，像是「喝吧，此乃我血」這句慣用語，難道不是源自與經血有關的古老謎團嗎？釘上十字架，以及讓基督肋下流血的形式，讓人不由得想起，那些被男性用來模擬或挪用大女神經血的各種偶像。

在印度教的傳統中，吠陀儀式的飲品蘇摩（soma）❷汁，被認為源自於翻騰的乳海，正是神祇誕生的巨大經血浴池。大地女神邀集神祇們在自己子宮裡的血流中沐浴，接著在生命之池飲血後，祂們便能升天。

根據古埃及的記述，法老們也要在走向永生之前飲用伊西斯（Isis）之血，一種以「sa」為名的神聖飲品。在波斯，這種永生精華被稱為「甘露」或「母神之乳」。這種發酵飲品同樣也與月亮有關，可能混入了聖血。在希臘神話裡也是，根據芭芭拉・G・沃克的記錄，神祇們能夠從經血中汲取權力，因而它被稱為「超自然紅酒」。克爾特人也曾提及，一種由精靈女王梅布賜予的「紅色蜜水」，國王們都是靠此才得以成為神祇。

在印度密教中同樣也存在一種儀式，讓男女做愛後，將他們的精液和經血混合塗在臉上，還要喝下這種永生之液，以表達他們完美的結合。直至今日，信奉沙克達教（Tantra Shakta），特別是獻身於約尼（Yoni，指女性）教派的信徒們，顯然也不排斥藉由飲用月經分泌液混酒，來榮耀自己的信仰。

至於道教，「他們說人可以藉由吸收稱為『紅陰汁』的經血而長生不老（或

❶ 我在歌詞裡看到指涉月經的暗語「她的虞美人來了」，但顯然只有我這樣覺得。

❷ 譯註：此處傳統並不清楚，在不同版本中，蘇摩汁可能是母性乳之海、經血浴池或某種結合兩者特質的物質。或許作者正是企圖借用這種物質的模糊意義。

延年益壽），飲用時必須來自根源，也就是女性的陰戶。中國的智者們認為，這種珍貴的精華液來自於生養一切生命的大地之母。根據這個神話，黃帝是在飲用一千兩百位女性的經血之後❸才得以升天的。」[2]

在大部分的煉金傳統之中，月經分泌液都占有重要的位置，精液亦然。因為，除了尋找能把普通金屬一點成金的賢者之石，也就是稱為「大事功」（grand œuvre）的任務之外，希臘、歐陸、阿拉伯、中國或印度的煉金師們，好幾個世紀以來，也會尋求某種能治癒一切疾病的解藥（萬靈丹），或說是某種長生不老液。毫不意外地，女性的血成為祕方的一部分，有時還會配對使用——性的煉金術常被認為是一種提升精神與能量的條件，對於實現製造賢者之石的「大事功」不可或缺，是具有無窮力量的巨大能量儲備。

煉金術的一個流派「大衍術」（Ars Magna）的目標之一，是讓煉金師本人蛻變成某種「超人」。相較之下，其他流派則嘗試製造出稱為「荷姆克魯斯」（homoncules）的人造人，也就是迷你人類。根據瑞士醫師巴拉瑟爾斯（Paracelse）

在一六三七年描述的配方：「將人類精液放在封住的容器中，保持體溫溫度四十天，任其腐壞，直到產生可感知的動靜為止。此時，素材將顯現出某種看似人的形狀，但會是透明的，也並沒有實體。在這個階段，必須連續餵食四十個星期的人血奧祕（arcanum，某種物質的最終階段守恆狀態）❹。在此之後，素材會逐漸成長而成一個真正的、五臟俱全，只是尺寸較小的正常兒童。」[3]在那個年代，人們認為精子中含有完整的迷你版人類，而經血則可以將其滋養至出生，甚至更晚——只是轉為母乳，因為哺乳時月經不會來潮。

而後我們將看到，人們從二十一世紀開始重視的幹細胞，其實和這些煉金術距離也不遙遠了。

❸ 根據中國傳說，黃帝約於西元前二六九七—二五九七年間在位。是五帝中的第一人，他接著將會獲得神格，或說「得道成仙」。
譯註：本處仍依法文原文翻譯。「紅陰汁」應指道家「紅鉛」，西方著作中認為的黃帝飲用經血的傳說，可能與孫思邈《千金方・房中補益》書中所提「黃帝御女一千二百而登仙」有關，讀者可自分辨。

❹ 譯註：這說的是經血嗎？無從得知。煉金師們的隱晦之名並非毫無來由，透明度也不是他們的強項。

經血中的幹細胞

還記得嗎？二〇〇七年在美國，蘋果電腦創始人史蒂夫・賈伯斯（Steve Jobs）於一月九日的iPhone介紹會後，掀起了一片狂潮。幾天之後，法蘭西共和國總統候選人賽戈蓮・賀雅爾（Marie-Segolene Royal）來到中國長城，並發明了「漢子性」(bravitude)❺這個詞。三月三日，月亮全蝕。而五月六日，在法國總統大選第二輪投票後，尼古拉・薩科吉（Nicolas Sarkozy）擊敗了賽戈蓮・賀雅爾，後者在幾星期後宣布與她四個孩子的爸，某個叫做法蘭西斯・歐蘭德(Francois Hollande）的人分手，但誰也想不到這位某人會在二〇一二年選上總統。當年十一月二十五日，兩名青少年在被警方追逐時致死後，爆發了維耶勒貝城暴動。

在這一切混亂之中，誰也沒有注意到：一篇沒有引用、沒有署名的文章，於十二月三日出現在「醫學日常」(Vulgaris Medical）的網站上，說明了在子宮內膜中發現幹細胞的訊息。根據該文章，某些神祕的美國研究者「因好奇而分析經血，並在其中發現比其他幹細胞都能更迅速分裂的細胞，每二十小時分裂一次，其製造出的成長因素比例，較臍帶細胞高出十萬倍。這些細胞可以自我分殊為九類不同的細胞（如心血管、肺部、肝部等）。因此，五毫升的經血，在兩星期之間就能產生出足以獲致有脈動心肌細胞的細胞量。這些全新的幹細胞被稱為子宮內膜再生細胞，能作為來自骨髓或臍帶或會引發嚴重排斥風險的幹細胞替代物」[4]。

為什麼我會記錄下這則資訊呢？我也不知道。或許是幾個月前剛過的子宮內膜異位症手術，激起了我對這篇文章的興趣？不管怎樣，在堅定地做出這是假的結論之後，我很快就把這篇文章遺忘在電腦的角落。文章裡既沒有名字、

---

❺ 譯註：代表社會主義黨競選的賀雅爾，在參訪長城時發表談話，引用了「不到長城非好漢」這句中國諺語，但在法文翻譯中卻出現「bravitude」這個原不存在於法文中的詞，可能是「勇氣」（bravoure）一詞的口誤。

沒有日期，也沒有參考資料支持，這可能只是一則在網路流傳已久的「假消息」，我不想受它打擾。直到二〇一五年，我在整理檔案時才又發現它。

這一次，我決定要把研究更推進一些。

掠過那些煽動的、翻譯離奇到讓我不只一次感到迷惘的文章，第一個驚喜來自於發現在那篇文章背後確實有科學家撐腰。由美國私人實驗室Medistem贊助的一篇研究，在二〇〇七年十一月十五日發表於《轉譯醫學期刊》（*Journal of Translation Medicine*）上，有來自美國與加拿大的許多研究中心和大學學者署名。看來對Medistem實驗室而言，本實驗成果有相當的願景，讓這個實驗室宣布接下來將進行臨床試驗，針對廣泛疾病類型如糖尿病、肝硬化、肺泡纖維病變或多發性硬化症等的各種療法，藉以研究子宮內膜再生細胞（endometrial regenerative cells，ERCs）。

這些在經血中的細胞，事實上開啟了前所未有的視野。它們能迅速分裂出大量不同類型的細胞。這當然不至於太過離奇，畢竟它們來自子宮內膜。有鑒於其每月重生的能力，子宮內壁自然會存有許多具有重大潛力的細胞。在懷孕時，胚胎就是在這個繭中成長為胎兒。月經來潮時排出的組織裡，還含有許多足以支持一個未來人類長成的細胞。因此，這杯月經「血腥瑪莉」，果真包含著能夠治癒並使最受摧殘組織重生的萬靈丹，甚至可能就是煉金師們這麼多年來遍尋不著的永生精華嗎？

美國的Cryo-Cell實驗室，因而在二〇〇七年充滿信心地成立了一間經血銀行。這間在一九九一年創設，收集、保存臍帶血及其組織的公司，致力於說服女性把自己珍貴的體液交給他們。只要精美的四百九十九美金，加上每個月九十美金的費用，為有月經的女性打開了看似頗為傳奇的視野：大約二十五年之後，她能使用自己的經血細胞，為自己或孩子治癒今日還未染上、人們也還不知道該怎麼治療的疾病。還有一套死亡險，配上讓人聯想到化妝品的誘人廣告。在給這些為了永保青春的冒險家所設置的配備裡，包括一個月亮杯和一個消毒過的小瓶子，可用快遞寄回，還有說明如何收集月經血液的手冊，名為「月經奇蹟」。

培養自我

接下來的幾年間，許多科學家都探索了活體子宮內膜細胞的治療潛力。二〇〇八年，一篇題為〈經血中的多潛能基質幹細胞〉的美國研究[5]，描述了這個與煉金大事功有些詭異相似的程序。為了要顯示出現在稱為「經血幹細胞」（menstrual stem cell，MenSC）的基礎細胞中「自我再生與多潛能等功效，以及足以分裂為多種系列的素質」❻，研究者們可是毫不退縮。

首先，我們會驚訝地發現法文版的研究成果裡，「細胞是在捐獻者的明確同意下，由專家委員會許可」[6]。文章接著寫道：「子宮內膜／月經細胞樣本是在月經的頭幾天，用Divacup月亮杯（奇臣那，安大略，加拿大）收集而成。」在轉入磷酸鹽水溶液，並以抗生素和肝素處理之後，樣本會以攝氏四℃的溫度運送到實驗室，以離心機消滅細菌。接著，便開始進行培養。為了接種這些細胞，先要將它們放入以「張氏」(de Chang)為名、含有多種化合物的培養液中，再加入牛胚胎血清。七天後（又來了）換個地方，然後用另一種足以容納五萬枚細胞的修整混合液。再接下來，煉金舞步不斷，藉由磁性微珠和某種「鼠抗人CD117萃取單複製抗體（IgG1）具104D2複製體」進行「C-kit分析」。我就不跟您細說了，最後我們會得到一千萬枚細胞，將用來做基因分析。再接著，接種不同的細胞群，形成脂肪細胞、骨細胞、軟骨細胞、心血管細胞與神經細胞。在二十六小時之後，可以獲得四千八百萬枚無染色體變異的細胞。最後，作者們認為「有鑒於收集與分離的容易度，經血幹細胞可能會是一種具有巨大潛力的多潛能細胞來源」。

事實上，在二〇〇八年八月，「科學與未來」網站上就刊登了一則具有革

❻ 與我們的想法可能相反，這意味的並不是它可以潛水，而是具有分裂成許多種細胞類型的潛在可能性。

命性標題的文章〈利用子宮內膜細胞疏通動脈〉。本文根據《轉譯醫學》（*Translational Medicine*），說明外科醫師「能重建下肢重要動脈受創老鼠身上的動脈循環。為此，老鼠會接受子宮內膜再生細胞注射患部，不先接受特殊的事前治療。這些先期的實驗結果，能讓那些苦於血管堵塞病症的患者們，隱隱見到遙遠的治療希望。這也是這種由一家私人企業發展出來，全新類別細胞的功能展示」[7]。

二〇一一年，另一則在耶魯大學醫學院進行的研究顯示，在老鼠身上的糖尿病，可以藉由將子宮細胞轉換為生產胰島素的細胞來治癒。[8]這些細胞並非來自經血，但來源同樣都是子宮內膜。我相當確定，當我告訴您這些的時候，那些老鼠們還在慶祝這則新聞，除非它們正在一邊吞吃甜食，一邊討論李－布氏、惠頓、范登伯格或布魯斯效應的相對優勢（我在第六章中提醒過了，之後有個測驗，就是這裡）。

為了維持士氣，在這之後，老鼠們會獲得多巴胺，這要感謝一則由耶魯大學醫學院進行，二〇一一年四月發表於《細胞與分子醫學期刊》（*Journal of*

Cellular ans Molecular Medicine）上的研究。儘管根據這份研究，接受腦部注射子宮內膜幹細胞的老鼠們，得以生產出多巴胺並「治癒」帕金森氏症，研究者們還是註明在人體試驗之前，依然需要其他研究者評估是否無害與效率。他們接著又指出，「從子宮內膜組織衍生出的幹細胞，比起其他來源的幹細胞，似乎較不會受到排斥」[9]。

一百萬億個細胞，和我和我和我

在這個思考階段，或許應該說明一下什麼是幹細胞。人體是由超過兩百種，接近一百萬億個細胞所構成的：血球、皮膚、心臟、肌肉、肝或腦等等細胞……各有其特色與魅力。但要記得，這一切都是從一個由卵子和精子結合而成的細胞開始的。在幾個小時之間，它會分裂成兩個細胞，各自又再分裂成兩個細胞，五天之後，就有一百多個細胞；其中的七十個已經接到路線通知：它們會變成心臟、頭腦、肌肉或肝、血、腸……還有三十幾個多工的細胞，可以變換成任何東西：這就是我們所謂的胚胎幹細胞。在法國，從二〇一三年開始，除非嚴格把關控管，否則就不允許研究。剛開始的胚胎幹細胞被稱為「全能」細胞，它們什麼都辦得到。這些細胞是在一九九八年發現的，理論上，可以用它們培養出完整的器官，或它們也可以修補你全身上下的傷痕或疾病。胚胎幹細胞的小問題，是因為它們的增生如此迅速活躍，導致在注入活體器官時會過於激動，並生產出畸胎瘤，一種非常具有攻擊性的生殖細胞腫瘤，它可能會在卵巢中長出牙齒或絨毛等物體，除了會造成相當不切實際的需要刷牙或剪髮等困擾之外，這還是一種致命的癌症。一方面，它們能修補你的組織；但另一方面，它們也會製造出能殺掉你的小怪物。

接著來到第七天。我知道這很「聖經」，但我也沒辦法。第七天，會有點像是返校日。有些菜鳥已經排好路隊準備走進教室，其他的還繼續覺得自己正在度假，看著樹上的葉子傻笑。不過呢，鈴聲已經響起，戲局也已經擺好；從這裡開始，不管細胞們想不想要，都必須選擇自己接下來一輩子要進行的「職業」：骨髓、心肌細胞、神經系統等。說「選擇」可能太嚴重，「受徵召」可能更適合描述這種巨大的事業，就像是建造金字塔一樣，用星座與黃金比例來決定自己的方向。就在此時，儘管胚胎的存在才剛滿兩星期，但細胞們已經忙著聚集起來形成組織，接著會變成器官，九個月過去之後，一個人類誕生。

按照這個節奏，身體的細胞在很早的時候就形成一個巨大的社群。我對居住在這個星球上的七十三億人類只有模糊的意識，而我猜想在我身上的細胞對它們所有同類的感覺也差不多——當然這是預設細胞們有自己的意識，但這還遠遠未受到證明。或許某些細胞和它們的鄰居有些關係，有好兄弟在腸道或直腸裡，執行著各自的任務。有些身處最低的階層完全無法進化，好比在礦坑底部工作的工蜂，每分每秒都在努力工作，對抗敵人，如果我們相信十八世紀畢夏（Bichat）❼醫師所下的定義：「生命就是所有對抗死亡的功能。」

---

❼ 譯註：法國外科醫生和解剖學家，被認為是近代病理組織學之創立者。

有些其他細胞，終其一生都保有繁衍能力。它們就像在我們身體裡的瑞士軍用刀，不只能透過分裂而自我更新，還能根據需要發展出修復受傷組織的技能，取代因為疾病或傷害而損壞或死去的細胞。好消息是：所有多細胞生物，不管是動物或植物，在所有生長階段都具有幹細胞。除了身體會留存一生的胚胎幹細胞之外（根據一則由巴斯德研究院〔Institut Pasteur〕在二〇一二年進行的研究表示，甚至死後好幾天都還有）[10]，還有許多被稱為「成熟」的幹細胞能永久運作，像是血液、皮膚和腸胃等細胞；但其他像是心臟或胰臟等器官，就沒有這種細胞了。

而最進步的研究，要靠這些成熟幹細胞才得以進行。我們能在骨髓裡面找到它們在製造血球（造血幹細胞），或在表皮中（角質幹細胞），或甚至在脂肪組織裡也有（間充質幹細胞）等。相對於來自他人身體的胚胎細胞，這些成熟幹細胞的優勢是能直接從病人身上提取，培養再後重新注入。這被稱為自體接種。它們的缺點則是，只能製造出屬於原居器官的某幾種細胞。許多臨床實驗正在進行中，意在使用取自骨髓或脂肪組織中的幹細胞，治療如硬皮病、類風濕性關節炎等發炎性疾病或關節退化等。在蒙彼里耶的法國國家健康與醫學研究院（Inserm）中指導編號U一八三「幹細胞、細胞可塑性、再生藥物與免疫療法」小組的克里斯提安・喬爾根森（Christian Jorgensen）則表示，不排除有天也會使用子宮內膜幹細胞，據小組的研究顯示它具有療效的潛力，但他認為「這些發現要進行臨床實驗還太早」[11]。

而在二〇〇七年，當子宮內膜幹細胞的潛力被發現時，一位日本研究者山中伸彌，成功地利用基因方法將已分化細胞重啟為「多功能」幹細胞，也就是iPS細胞（induced pluripotent stem cell，誘導性多功能幹細胞），這與胚胎幹細胞具有同樣的潛力，但少了不便之處。這個發現讓他與英國研究者約翰・格登（John Gurdon）共同獲得二〇一二年諾貝爾醫學獎。許多臨床實驗正在進行，例如黃斑退化這種視網膜病變的相關治療，而一種出自這類研究的療法，已經於二〇一六年在猴子身上實驗成功。

通往永生的道路？

長久以來，基督教對永生的承諾都與基督之血有關。至於經血，有鑒於二〇〇七年宣稱的效果，我期待能更快看到相關療法的臨床實驗出現。但是在旋風似的開端之後，結果卻不如期許。

在過去十年之間，幹細胞研究琳瑯滿目，特別是在美國，數百間診所提供各種充滿冒險精神的療法，從奇蹟（癱瘓患者重拾動力再度行走）到災難（亟欲復元的中風病人最後近乎癱瘓），而認為幹細胞能使人獲得永生的超人類主義（transhumanisme）[8]猜想則方興未艾。

就像傳播研究者羅瑞伊・帕瑞德斯（Laurie Paredes）在二〇一四年蒙特婁大學藝術科學學院的碩士論文中所說的：「超人類主義及其思想，常常以神話與宗教寫作中取材。根據超人類主義運動者如尼克・波斯特隆（Nick Bostrom）所說，人類自古便不斷嘗試去超越自然為其設定的界線，因而當然會想要脫離受死亡束縛的狀態。像是伊卡洛斯、魔像或普羅米修斯❾等形象不斷出現。」[12]還記得，現今的超人類主義是在二次世界大戰之後誕生，羅瑞伊・帕瑞德斯強調，在今天它是一種「多元異質的」運動，「包含各式各樣的人。在運動中，所有支持者的共同基本思想，就是相信今天所見的人類，能夠在生理與心理各層面上受到修改與增強」。

根據題為〈超人類運動者Q&A〉（Transhumanist FAQ）[13]的超人類運動參考資料，可能的加強軸線有幾種不同的線索：生化科技、基因工程、幹細胞與複製等占首位，接著是奈米科技（第二軸線）、超智慧（第三軸線）、虛擬真實

❽ 譯註：又稱超人文主義，或超人主義。它現在是一個國際性的文化智力運動，指的是支持使用科學技術來增強精神、體力、能力和資質，並用來克服人類狀態不需要或不必要的方面，比如殘疾、疾病、痛苦、老化和偶然死亡。

❾ 譯註：伊卡洛斯（Icare）是希臘神話中代達羅斯的兒子，與代達羅斯使用蠟造的翼逃離克里特島時，因飛得太高，雙翼遭太陽溶化跌落水中喪生，被埋葬在一個海島上，為了紀念伊卡洛斯，這個海島被命名為伊卡利亞島。魔像（Golem），是傳說中用巫術灌注黏土而產生自由行動能力的人偶。普羅米修斯（Prométhée）是希臘神話中的泰坦族巨人，他照著神的樣貌，和水與泥捏出人形，並給予泥人生命。

（第四軸線）與活體冷凍（第五軸線）。

自稱老年生化醫學家的英國人奧伯瑞・德・葛雷（Aubrey de Grey），是成千上萬超人類主義者的中心人物，這個團體也包括許多知名人物，他們相信自己是運動的一員，還認為自己將能見證到（只要加上一點想像力），生命——尤其是死亡——的自然界限都可以被超越。在王爾德的小說《格雷的畫像》（*Le Portrait de Dorian Gray*）中，主人翁看見自己的肖像代替他活著、變老。對奧伯瑞・德・葛雷而言，這個小說情節可能很快會出現在真實世界中——都多虧有幹細胞，才能藉由科學簡單明瞭地淘汰老化。這並不僅是要跟至今所知活得最久的一百二十二歲人瑞，到一九九七年八月四日才駕鶴西歸的法涵賽斯・捷安・卡爾蒙（Jeanne Calment）相比。奧伯瑞・德・葛雷眼中的願景，是接近五千年的長壽：藉由定期輸送胚胎幹細胞、消除不需要的細胞或注入基因，使造成衰老的細胞切腹自殺而達成。

奧伯瑞・德・葛雷有著長如雙臂的鬍子，讓他看來老了十歲（他生於一九六三年，但在二〇〇五年一場 TED x 講座上他保證自己其實有一百五十八歲了）。他堅信這個目標在可見的將來能夠實現。在二〇一四年一月《巴黎競賽報》（*Paris-Match*）刊載的一段訪談中，他肯定會在「八到十年之間的老鼠實驗中出現重要的進展，人類應用則會在二十到四十年之間」[14]。作為致力再生醫學的 SENS 研究基金會領導者，他認為這些醫學上的進展可以造福大眾，因為「與衰老相關疾病的耗費是天文數字」。但在當下，超人類主義看來還是比較像百萬富翁的事情，對於社會和平等的思慮，通常不會是他們排第一位的特質。

這種認為人類將近乎永生，生命的徹底轉變，不再只是富人的奇想。如果我們相信在蒙彼里耶、隸屬於 Inserm 的基因體作業研究所中讓－呂克・勒梅特教授（Jean-Luc Lemaire）團隊所做的研究，衰老過程可能會在某一天被徹底征服。事實上在二〇一一年這些研究者發現，將衰老細胞重塑為胚胎幹細胞之後，能使其回春。這開啟了關於再生的無限視野。

有鑒於這些療法還尚待時日，超人類主義者也提倡活體冷凍保存（在死後幾分鐘內將屍體冷凍起來），以求在上述一切都準備好後再讓人體復活。有企業已經在美國與莫斯科提供這樣的服務，根據不同的企業，只要付出低廉的三萬至二十萬歐元，保證在七十五年之後能復活並治癒。

為免記憶在這段期間消逝，超人類主義計畫還預備在某一天將人腦中的內容，以虛擬真實的方式下載到電腦上保存，以準備接下來的復活。他們對相反的狀況也有準備，亦即將電腦中的內容載入人腦，使智慧與知識倍增。

若說超人類主義運動是基於擺脫生殖與性事束縛的願望，傳統科學則依然專注於與研究者更直接相關的問題——根據聯合國教科文組織，七〇%的研發人員（R&D）是男性。[15]毫不意外地，已經有一種出自於骨髓幹細胞的療法，讓男性能夠在因為攝護腺癌失能之後再度重振雄風，近期也將會有一種針對禿頭的幹細胞療法。但是，關於取自經血的幹細胞，進展始終有限。而造成女性痛苦的疾病，似乎也不是研究者的首要對象。

負責讓生命無限延伸，或許是超人類主義者的夢幻，但我無法不自問：到時那些要承受不僅四百五十次、而是四千五百次月經的女性又會如何？除非超人類主義者不賦予女性生育能力，要不然，生理用品的垃圾只怕會充斥整個地球。基於此，我對西元三〇一六年的鯨魚與鳥類前景並不樂觀。至於今天，要三十幾年或更久才能離開父母住處的孩子們，我敢打賭，未來人們在一千五百歲之前都不會看到他們打包離家。

月經銀行

二〇一六年九月，當我想要對美國經血銀行Cryo-Cell有更多了解時，發現他們的網站連結已經「死」了。在通過信之後，我知道Cryo-Cell已經不再提供服務。這讓我回到它的關係企業Life Cell——如果我沒弄錯，這是世上唯一依舊在印度收集經血的「生物銀行」。為什麼這個服務消失了呢？Cryo-Cell持有多少樣本？那些樣本怎麼了？Cryo-Cell並沒有回應我的詢問。對這些問題，我只得到永無止盡的數位沉默。至於美國的Medistem實驗室，還記得嗎？他們也跟這一切有關，在二〇〇七年發表了第一則關於經血幹細胞的研究，自此之後，Medistem就落腳在巴拿馬了。肯定是因為那裡的帽子[10]。

印度經血銀行Life Cell的網站比較囉唆，它在拒絕我的要求時也是。Life Cell Femme[11]服務的宣傳冊是一名快樂少女的照片，她把手放在心上說：「感謝神賜予我月經。」而在底下的小字裡，Life Cell邀請女性「保存經血幹細胞，保障一生」，內文讀者則是一場微笑與好消息的大爆炸。一位年輕女孩的臉顯現在一滴血裡，在提醒了經血幹細胞的三個主要好處（能轉變為任何一種肌肉、骨骼、血液細胞，能無限複製，能修復並再生身體功能）之後，一位年輕的實驗人員在紙上描繪出可能因此治癒的疾病：阿茲海默、自閉症、心肌萎縮、糖尿病、肝硬化、紅斑性狼瘡、多發性硬化症、風濕性關節炎或脊椎病變。「有什麼比您能自己保護自己更好呢？」宣傳手冊說，邊展示一位年輕女孩擺出勝利的手勢迎向天際。

你越年輕，細胞就越有效，Life Cell Femme如此保證，並邀請嚮往永生的人們及早存放經血。收集的主要五步驟看起來就像說話一樣簡單，只要你付九千九百九十九印度盧布（根據二〇一六年十月市場價，大約一百三十歐元），就能將你珍貴的體液保存在兩個不同的地方。此外再加上兩千盧布的安置費和一千兩百盧布的年費。這筆為數不多的投資——要知道此刻印度的平均薪資大約是兩千盧布，讓有遠見的女性能在接下來十五年安心使用自己的幹細胞。而在Q＆A集裡，Life Cell則表示，無法保證在這十五年間會出現有效的療法。

此刻就像最近研究顯示的，對於經血幹細胞的研究看來終於朝向女性健

⑩ 譯註：巴拿馬帽是一種以巴拿馬草製作，搭配西服使用的男性帽，可說是巴拿馬的標誌性產物。講英文的銀行宣傳者肯定是覺得femme這個法文字對印度人而言比較好聽。

⑪ 譯註：指Life Cell的女性專用部門。

康發展了。從二〇一三年起，許多關於子宮內膜幹細胞的文章，都擘畫出藉此治療重複流產、子宮脫垂或結腸炎等疾病的可能性。但最讓人振奮的是一篇二〇一二年由臺灣學者發表，關於子宮內膜異位症的研究。這篇研究顯示出可能扮演重要角色的是……在疾病發展時出現的幹細胞。[16]我的吧檯好朋友菲利克斯，在他的妻子幾年前被診斷出患有子宮內膜異位症時，向我保證他會給我一輩子免費的血腥瑪麗，只要有天我能帶給他這個疾病能被治癒的消息。但在這期間，我也只能舉杯敬酒說：「此乃我血」。

若月經規則改變了——結語

儘管我還記得自己的「初經」，反倒是對於二〇一五年初我最後一次的月經，如今想起時卻顯得有些模糊。其實到了最後，我的月經已經毫無顧忌了。它會在最意外的時候來到，有時量超多，有時很隱密，有時又痛得要命，有時毫無聲息，就好像我的身體想要在最後一次，用盡所有能被想像出來的方式，唱出月經之歌一樣。

我的夜晚會多次被驚醒打斷，感覺被重壓，體內產生痙攣。一點情緒就會引發一陣熱流裹住我，令我苦惱該穿什麼。有許多次，當朋友們在羽絨衣下發抖的時候，我都只穿件襯衫就出現。還有陰道乾燥，這我多少還能用椰子油處理，但相對於其他更年期的徵兆紛紛逐漸減弱，這症狀倒是陰魂不散。藉此，我想對致力於保存男性勃起的製藥工業說，有效、常見、對身體沒有副作用的陰道乾燥解方還有待發明。也希望這藥不會耗盡我個人的退休金，因為今天的潤滑劑價格讓人買不下手，要價三至五歐元，還只夠使用一次。

基於我的子宮內膜異位症病史，已經不可能再進行更年期替代療法。今天提供這種療法的人，會使用更適當的劑量以降低風險，但我對它的興趣相當有限。我並沒有因為無法生殖、年華老去，沒有每個月流血，就覺得自己比較不像個女人。至於骨質疏鬆，看來做運動與注意飲食相當有效。我比二十歲時——也是我女兒現在的年紀——要來得更快樂、更有活力、更精神煥發。

當我女兒十三歲開始有月經時，我不在她身邊，而她對於沒有我在旁邊解釋發生什麼事情感到相當憤怒。我的手機每天都會收到訊息，當時我在山上健行，她則和父親在海邊。她拒絕跟他提到自己的月經，堅持我們在電話上要有自己的密語：月經是「上學」、衛生棉是「作業」。而就在厭惡情緒漩渦的正中央，她的一則訊息（我還留著）是這樣說的：「真是謝謝你生了我，因為現在我變成一個女人，然後可以取悅男生。」當時，我想起我父親和我說「怎麼，聽說你已經變成一個女人了？」這話時感到的情緒。

女兒來找我的時候，我提供一組「配件」給她，放在一個彩色的袋子裡，裡頭包括衛生棉和棉條、避孕藥、一顆事後避孕丸和一小本資訊手冊。她一語不發地接過。然後直到她十六歲為止，我們都沒聊過她的月經跟她的感情生活。我到今天都還覺得這種沉默很奇怪：初經來潮的時候，沒有為此進行什麼儀式或成年禮，讓我覺得遺憾，就算我也聽過那些例如在美國會有的，可能受印度儀式啟發，稱為「玫瑰阿姨」的「派對」。而我開始觀察到，女兒沒有因為自己的月經而感到像我在她這年紀時的不舒適，她能更輕鬆地談論這些，也似乎已經決心要好好控制自己的月經生涯。

但是，在這個領域裡的革命還有待出現。這段「月經小故事」顯然只是為我所有。其他成千上萬的故事還有待敘述、寫下、分享。或許重拾對自己人生的權力，並創造我們自己的規矩，平反經血的時刻也已經到來。為什麼不創立一個跨國合作社，讓女性能一起討論新研究的重點方向、組織起來對月經產品製造商施壓，並分享關於月經的訊息、知識和經驗呢？我們已經看到，改用月亮杯與可重複使用的衛生棉或衛生褲，是可以降低月經的開銷的。為什麼不把省下來的錢用於創立基金，推動全新的月經認識、支持子宮內膜異位症的研究、創設月經體操學校或大眾教育，教導所有的女性……和男性呢？

在美國的第三波女性主義者，已經在使用「行經者」（menstruators）一詞描述有月經的人，無論這些人是否認同為女性。在各式各樣的旁觀者還沒能掌控我們的細胞、我們的身體、我們的慾望和命運之前，讓人性重回我們月經生涯核心的時刻已經到來。這或許是首次既流血又平靜的革命。但這也可能會是——誰知道呢？——未來解放女性與男性的一切戰鬥之母。

致謝

這本書來自於近二十年來的接觸、討論與思索，多半是集體而非個人的成果。

我首先想到的是哲學家賽佛琳・奧佛黑（Séverine Auffret），她在康恩民眾大學持續多年的女性主義思想課。毫無疑問地，沒有她，我無法理解私密與普世之間的連結，此亦為本書的基礎。也感謝女作家芙羅宏斯・蒙特黑諾（Florence Montreynaud），我與她度過許多改變世界的不眠之夜，她的博學、良善和經驗都是我多年間催生此書的寶貴支援；感謝瑪莉—裘・伯涅（Marie-Jo Bonnet），首次對我談起「神聖的女性」。

我同時也要感謝讓我形成並充實我女性主義思路的女性們：終止性別身體殘害團隊的主持人Gillette-Faye，與我分享種種冒險的Catherine Mabille律師，在二〇一六年離去的 Maya Surduts，以及全國女性權益群的 Suzy Rojtman；還有在塞納聖丹尼創立針對婦女暴力觀察站的 Ernestine Ronai，讓我很久以前加入了《克拉哈雜誌》（*Clara Magazine*），與記者 Agnes Boussuge 共事，也加入了今日由 Sabine Salmon 主導的團結女性協會（Femmes solidaires）。

我沒有機會與也在二〇一六年離去的 Thérèse Clerc 進行足夠的交流，由活躍的 Isabelle Collet 主持的蒙特侯爾女性之家（Maison des femmes de Montreuil）便是以她為名。我希望能與她一起組織一場關於女性之血的辯論會，她顯然對這主題極為熱情（就算我知道我得跟她的魂魄對話，我也該死的絕不會害怕！）。

日復一日對改變我們如何看待月經有所貢獻的行動者們，也對本書貢獻良多：美國的奇蘭・甘地、加拿大的露琵・考爾、勇敢而堅定地發起衛生棉與棉條製造商在法國透明化請願的梅拉尼・杜爾芬格，以及記者與作家，掌管「月經狂熱」網站的傑克・帕克。

感謝分享給我連結、資訊、文件資料的女女男男：Agnès Boussuge、François

Cantier、Nora Dubray、Marie Fouque、Francesco Gattoni、Valérie George、Isabelle Goudal、Sara Grossert、Charlotte Laurent、Éric Le Braz、Claude Rambaud,、Claire Robert、Agata Schmidt、Sophie Seban、Alexandra Senfft、Jakob Theurer……，不及備載。若沒有Véronique Berthonneau，我也無法走到最後，她陪我到本書寫作結束為止，持續和我進行從青少年時期就開始的友誼對話。

在編輯過程之間，La Déouverte團隊一直都非常傑出，我特別想要感謝Marie-Soline Royer，是她最先對這個計畫感到信心。她專注的、嚴謹的、切題的辨讀，不只讓我能在暴風雨中維持航向，她精細的修正也讓我感到「好自在」。

最後，我不能在還沒對我的一生至愛Walter Venedey表達感激前就結束本文，他讓我認識詭異的讓—賈克・布沙（Jean-Jacques Bouchard），也讓我在了解到在月經與規矩的必要之外，有時候，更要與之相抗。

12 羅瑞伊・帕瑞德斯 (Laurie Paredes)，〈超人類主義與幹細胞：在老年生化醫學前線工作〉(Transhumanisme et cellules souches: travail à la frontière de la gériatrie biomédicale)，蒙特婁大學藝術科學學院的碩士論文，2014 年 10 月。

13 文件刊載於非政府組織 Humanity+ 的網站 humanityplus.org 上，不斷更新，在「哲學」標籤之下。還有尼克・波斯特隆 (Nick Bostrom) 文章的法文版本〈什麼是超人類主義？ 3.2 版〉(Qu'est-ce que le transhumanisme? Version 3.2)，刊載於 iatranshumanisme.com 網站。

14 奔諾瓦・艾爾梅 (Benoît Helme)，〈這位研究者想讓我們活上一千年〉(Ce chercheur veut nous faire vivre 1000 ans)，《巴黎競賽報》(*Paris-Match*)，2014 年 1 月 28 日。

15 聯合國教科文組織(UNESCO)統計處，〈科學中的女性〉(Les femmes en sciences)，《ISU 通訊》(*Bulletin d'information de l'ISU*)，第 34 號，2015 年 11 月。2016 年 10 月 10 日於 www.uis.unesco.org 網站瀏覽。

16 蔡英美 (Eing-Mei Tsai)，2012，〈幹細胞作為子宮內膜異位症的新型病因〉(Stem cell as the novel pathogenesis of endometriosis)，刊載於寇爾・碩和瑞 (Koel Chaudhury)（指導），《子宮內膜異位症——基礎概念與當代研究潮流》(*Endometriosis–Basic Concepts and Current Research Trends*)，Intech 出版，瑞支卡（克羅埃西亞）/ 上海（中國），2012 年，刊於 www.intechopen.com 網站。

4 〈經血：意外的發現〉(Sang menstruel: une découverte inattendue)，刊於「醫學日常」網站 www.vulgaris-medical.com，2007 年 12 月 3 日。
5 阿彌·N·帕帖、厄爾素恩·帕克、麥可·庫茲曼、費德里克·貝涅提、法蘭西斯科·J·希爾瓦、茱莉·G·阿利克森 (Amit N. Patel, Eulsoon Park, Michael Kuzman, Federico Benetti, Francisco J. Silva, Julie G. Allickson)，〈經血中的多潛能基質幹細胞〉(Multipotent menstrual blood stromal stem cells: isolation, characterization, and differentiation)，《細胞移植》(*Cell Transplantation*)，第 17 卷，2008 年，p.303-311。
6 法文版在 2014 年 1 月，以〈經血多潛能基質幹細胞：分離、特徵與分化〉(Cellules souches stromales multipotentes du sang menstrual: isolation, caractérisation et différenciation) 之名放上 researchgate.net 網站。
7 〈利用子宮內膜細胞疏通動脈〉(Libérer les artères avec des cellules endomériales)，「科學與未來」(Science et Avenir) 網站，2008 年 8 月 20 日。
8 薩維耶·參塔瑪利亞、艾菲·E·瑪薩薩、郁哲·房、艾瑞恩·沃爾夫、休·S·泰勒 (Xavier Santamaria, Efi E. Massasa, Yuzhe Feng, Erin Wolff, Hugh S. Taylor)，〈從人類子宮內膜基礎細胞衍生胰島素製造細胞及其在鼠類糖尿病治療中用途〉(Derivation of insulin producing cells from human endometrial stromal cells and use in the treatment of murine diabetes)，《分子療法》(*Molecular Therapy*)，第 19 號，2011 年。
9 艾瑞恩·沃爾夫、小斌·高、凱瑟琳·V·姚、贊·B·安德魯斯、宏林·杜、約翰·D·艾爾斯沃夫、休·S·泰勒 (Erin F. Wolff, Xiao-Bing Gao, Katherine V. Yao, Zane B. Andrews, Hongling Du, John D. Elsworth, Hugh S. Taylor)，〈子宮內膜幹細胞移植於帕金森氏症模型中恢復多巴胺生產〉(Endometrial stem cell transplantation restores dopamine production in a Parkinson's disease model)，《細胞與分子醫學期刊》(*Journal of Cellular ans Molecular Medicine*)，第 14 卷，第 4 號，2011 年 4 月，p.747-755。
10 馬蒂得·拉替爾、皮耶·霍遲托、羅宏·夏特、瑟琳娜·薩努利、席爾薇·梅蔑、米提亞·黑伊謝帝、夏拉吉·塔支巴克、法布黑伊斯·克黑提昂 (Mathilde Latil, Pierre Rocheteau, Laurent Châtre, Serena Sanulli ,Sylvie Mémet, Mitia Ricchetti, Shahragim Tajbakhsh, Fabrice Chrétien)，〈骨骼肌肉幹細胞在死亡後進入休眠狀態並維持再生能力〉(Skeletal muscle stem cells adop a dormant cell state post mortem and retain regenerative capacity)，《自然訊息報》(*Nature Communications*)，2012 年 6 月 12 日。
11 信件訪談，2016 年 10 月。

6 塞維杭·伊卡 (Séverin Icard)，《月經期間的女性：死亡心理與法律醫學研究》(*La Femme pendant la péiode menstruelle. Étude de psychologie morbide et de médecine légale*)，Féix Alcan 出版，巴黎，1890。
7 C·凱侯 (C. Quéreux)〈經前症候群〉(Syndrome prémenstruel)，刊登於 wwwold.chu-montpellier.fr 網站，2016 年 10 月 15 日瀏覽。
8 羅賓·史坦·德路卡 (Robyn Stein DeLuca)，〈關於經前症候群的好消息〉(La bonne nouvelle sur le SPM)，TEDx 演講，2014 年 11 月，影片刊登於網站 www.ted.com。
9 卡羅斯·庫約瓦、R·愛德華特·羅伯、湯姆·史班瑟、尼莎·蘭、蜜雪兒·坦培斯特、菲利浦·N·托普勒、喬·赫爾伯特、奧爾多·魯斯提奇尼 (Carlos Cueva, R. Edward Rob, Tom Spencer, Nisha Ran, Michelle Tempest, Philippe N. Tobler, Joe Herbert, Aldo Rustichini)，〈皮質醇與睪固酮提高金融冒險並可能造成市場不穩〉(Cortisol and testosterone increase financial risk taking and may destabilize market)，《科學報告》(*Scientific Reports*) 第 5 號，2015 年 7 月。
10 法國國家健康與醫學研究院 (Inserm)，《子宮內膜異位症》(Endométriose) 檔案，與丹尼爾·費蒙醫師 (Dr. Daniel Vaiman) 協力完成（基因、後天性與生殖性病理研究小組），2013 年 11 月。www.inserm.fr（2016 年 10 月 15 日瀏覽）。
11 法國國家健康與醫學研究院，《子宮內膜異位症》檔案，同上註。
12 穆黑伊耶·薩爾摩那 (Muriel Salmona)，《性暴力黑皮書》(*Le Livre noir des violences sexuelles*)，Dunod 出版社，巴黎，2013 年。
13 艾黑克·坡替 (Érick Petit)，〈子宮內膜異位症的歷史，從古代到現代〉(Histoire de l'endométriose de l'Antiquité à nos jours)，《女性造影》(*Imagerie de la Femme*)，第 26 期，第 1 號，2016 年 3 月。

第八章　故事永無止經

1 芭芭拉·G·沃克 (Barbara G. Walker)，《女性神話與祕密百科全書》(*The Woman's Encyclopedia of Myths and Secrets*)，Harper and Row 出版，舊金山，1983 年。
2 芭芭拉·G·沃克，《女性神話與祕密百科全書》，同上註，p.639。
3 巴拉瑟爾斯 (Paracelse)，《萬物天性論》(*De natura rerum*)(1537)，載於《全集》(*Sämtliche Werke*)，Sudhoff 編輯出版，蘇黎世，第 1 卷，第 11 冊，1928 年，p.316-317。

11 埃曼紐·勒華拉杜里 (Emmanuel Le Roy Ladurie)，〈饑荒閉經（17-20世紀）〉(L'aménorrhée de famine (xviie-xxe siècles))《經濟、社會、文明年鑑》(*Annales. Économies, Société, Civilisations*)，第 24 年，第 6 號，1969 年，p.1589-1601。

12 同上註。

13 約翰·比林斯 (John Billings)，〈一段神恩的故事〉(Une histoire de la Providence de Dieu)，刊登於 lamethode-billings.fr 網站。

14 裘埃爾·史托爾茲 (Joële Stolz)，〈哈伯蘭特，無人知曉的受辱先鋒〉(Haberlandt, pionnier inconnu et honni)，《世界報》(*Le Monde*)，2013 年 10 月 28 日。

15 法國國立預防與健康教育研究院 (INPES)，《2010 年健康計量》(*Baromètre santé* 2010)。

16 瑪莎·K·麥克林托克 (Martha K · McClintock)，〈月經同步與消除〉(Menstrual synchrony and suppression)，《自然》(*Nature*)，229 期，1971 年 1 月 22 日。

17 普里斯卡·杜寇卓莉 (Pryska Ducoeurjoly)，〈Sympto，從瑞士治療用品研究所的審判中解放女性的 app〉(Sympto, l'appli qui libère la femme au tribunal face à Swissmedic)，刊於 http://blog.sympto.org 網站，「C'est dans l'air」目錄分類，2016 年 2 月 4 日。

第七章　經血不快

1 西蒙·波娃，《第二性》，同第 2 章註 2，p.378。

2 史卡雷·帕傑歐 (Scarlett Pajeo)，〈經前症候群，我想那是一則傳說〉(Le syndrome préenstruel, je croyais que c'était une légende)，刊於 www.rue89.nouvelobs.com 網站，2015 年 2 月 26 日。

3 法比安·佛朵耶 (Fabien Vaudoyer)，〈經前症候群〉(Le syndrome prémenstruel)，載於日內瓦醫學教育研究基金會網站 www.gfmer.ch。

4 不平等觀察組織 (Observatoire des inégalité)，〈2009-2010 年時間運用問卷詳細資料〉(Données détaillées de l'enquête Emploi du temps 2009-2010)，《國家統計經濟研究院報告》(*Insee Résultats*)，第 130 號社會篇，2012 年 6 月。

5 不平等觀察組織，〈男女間薪資不平等：基礎篇〉(Les inégalité de salaires entre les hommes et les femmes: état des lieux)，2016 年 5 月 27 日，刊於網站 www.inegalites.fr（2016 年 10 月 15 日瀏覽）。

contemporain) 研討會，國家藝術史學院 (INHA)，巴黎，2010 年 6 月 29 日。文章見於：Hicsa.univ-paris1.fr，2016 年 10 月 5 日瀏覽。

13 同上註。

14 瑪莉安·侯森斯提爾 (Marianne Rosenstiehl) 為其展覽手冊所寫的文字。www.lepetitespace.com，2016 年 10 月 15 日瀏覽。

第六章　數血而止

1 茱蒂·葛拉漢 (Judy Grahn)，《血液、麵包與玫瑰：月經如何創造世界》(*Blood, Bread and Roses. How Menstruation Created the World*)，Beacon 出版，波士頓，1993 年。

2 約翰·凱勒梅耶 (John Kellermeier)，《月經如何創造數學》(*How menstruation created mathematics*)，塔克馬社區大學（美國華盛頓州）出版，2009 年。www.tacomacc.edu 網站上有其他記載。

3 克勞德·李維史陀，《餐桌禮儀的起源》，同第 1 章註 7，p.77。

4 同上註，p.89。

5 同上註，p.178-179。

6 根據《費加洛報》(*Le Figaro*) 委託 Sofres 製作，而由 Cerveau&Psycho.fr 網站引用的調查結果，「46% 的法國人認為星座能解釋人格，而 58% 則認為星象學是一種科學」。

7 讓—呂·瑪戈 (Jean-Luc Margot)，〈入院率或生育率的月球效應說法沒有證據〉(No evidence of purported lunar effect on hospital admission rates or birth rates)，《護理研究》(*Nursing Research*)，2015 年 5-6 月，第 64 卷，第 3 號，p.168-175。

8 引自莉絲·陸梅 (Lise Loumé)，〈滿月之夜時真的有較多人生產嗎？〉(Y a-t-il vraiment plus de naissances les soirs de pleine lune?)，「科學與未來」(Science et Avenir) 網站，2015 年 3 月 31 日。

9 南西·休斯頓 (Nancy Huston)，《語癖一族》(*L'espèce fabulatrice*)，Actes Sud 出版社，艾爾斯，2010 年。

10 哈拉瑞 (Yuval Noah Harari)，《人類大歷史》(*Sapiens. Une brève histoire de l'humanité*)，Albin Michel 出版社，巴黎，2015 年。

第五章　血出百分百的天然方案？

1 聯合國教科文組織(UNESCO)，《青少年教育與月經衛生處置報告》(*Rapport sur l'éducation à la puberté et à la gestion de l'hygiène menstruelle*)，2004年。

2 根據世界衛生組織(WHO)在2016年2月發布〈241號備忘錄〉裡的統計數字，全世界有兩億女性遭受此害。

3 伊瑞斯・恩騾蘭提瑪(Iris Nzolantima)，(Brisons le silence autour des menstrues des filles en RD Congo!)，刊於網站jeuneafrique.com，2016年10月27日。

4 瑪雅・各貝利(Maya Gebeily)(法新社)，〈對敘利亞圍城之中的女性而言，月經是個大問題，比其他一切問題都嚴重〉(Pour les femmes assiégées en Syrie, les règles sont un gros problème en plus des autres)《解放報》(*Libéation*)，2016年10月28日。

5 K・C・瑞蒂(K. C. Reeti)〈在尼泊爾，月經可能意味著長達數日的隔離〉(In Nepal, menstruation can mean days in isolation)《女性新聞》(*Womensenews*)，2015年3月。

6 一份在2015年美國發表的報告估計，汽水的消費直接導致全世界每年有184000人死亡，其中133000死於糖尿病、45000人死於心血管疾病、6450人死於癌症。引自〈2010年與含糖飲料消費相關之全球、區域和國內死亡人數估計〉(Estimated global, regional, and national disease burdens related to sugar-sweetened beverage consumption in 2010)，《通訊》(*Circulation*)，2015年6月29日。

7 J・L・卡爾外爾等(J. L. Carwile et al.)，〈人類生殖：含糖飲料消費與初經年齡，以美國女孩研究為例〉(Human reproduction: Sugar-sweetened beverage consumption and age at menarche in a prospective study of US girls)，《人類生殖》(*Human Reproduction*)，第30期，第3號，2015年3月。

8 里歐娜・查爾莫(Leona W. Chalmers)，《女性生活的私密面》(*The Intimate Side of a Woman's Life*)，Pioneer出版社，紐約，1937年。

9 廣告保存於月經博物館。

10 flexfits.com。

11 2016年10月10日電子郵件。

12 艾蜜莉・布娃(Éilie Bouvard)，〈女性藝術家作品中經血的實際與譬喻性存在：自我肯認的驚人力量〉(Présence réelle et figure du sang menstrual chez les artistes femmes: les pouvoirs médusants de l'auto-affirmation)，發表於《現代藝術中的體液》(Les fluids corporels dans l'art

頁面，2016 年 8 月訪閱。

12 瑪莉安．貝利，〈女性衛生產業大致健全〉，同本章註 10。

13 由上註引文中轉引。

14 克里斯．伯貝爾 (Chris Bobel)，〈從便利到危機：1971 到 1992 年月經進步運動發展簡史〉(From convenience to hazard: a short history of the emergence of the menstrual activism movement, 1971-1992)，《國際女性保健》(*Health Care for Women International*)，第 29 卷，第 7 號，2008 年。

15 亞歷山大．D．蘭格謬 (Alexander D. Langmuir)、湯瑪士．D．沃森 (Thomas D. Worthen)、強．索羅門 (Jon Solomon)、C．喬治．雷 (C. George Ray) 與艾思奇爾．彼得森 (Eskild Petersen)，〈修昔底德症候群：對雅典瘟疫的新假說〉(The Thucydides syndrome. A new hypothesis for the cause of the plague of Athens)，《新英格蘭醫學期刊》(*New England Journal of Medicine*)，第 313 卷，1985 年 10 月 17 日。

16 麥可．史瓦梅等 (Michael Schwameis et al)，〈一種毒性休克 (rTSST)-1 變異疫苗的安全性、相容度與免疫力：隨機、雙盲、佐劑控制、劑量漸進的首次人體試驗〉(Safety, tolerability, and immunogenicity of a recombinant toxic shock syndrome toxin (rTSST)-1 variant vaccine: a randomised, double-blind,adjuvant-controlled,doseescalationfirst-in-mantrial)，《刺胳針傳染病》(*The Lancet Infectious Diseases*)，2016 年 6 月 10 日。

17 AnAlytikA，〈女性貼身衛生棉條中的有機化學汙染物〉(Contaminants chimiques organiques préents dans les tampons d'hygiène intime féinine)，分析報告，2015 年 11 月 20 日，刊登於 www.analytika.fr 網站。

18 《六千萬消費者》(*60 Millions de consommateurs*) 雜誌，第 513 號，〈女性保健用品與衛生棉條警訊〉(Alerte sur les tampons et protections féinines)，2016 年 3 月。

19 維克托．那松迭 (Victoire N'Sondé)，〈女性保健用品與衛生棉條：必須予以規範！〉(Tampons et protections féinines: une réglementation s'impose!)，見前引《六千萬消費者》雜誌，第 513 號。

20 2016 年 6 月電話訪談。

21 2016 年 5 月 12 日電子郵件回覆。

22 「Your trust: our most important ingredient」，於網站 http://us.pg.com，「我們的責任，您的信心」(Our Responsibility, Your Trust) 分頁，於 2016 年 9 月 12 日瀏覽。

14 賈克琳・薛佛 (Jacqueline Schaeffer)，〈女性之血的紅線〉(Le fil rouge du sang de la femme)，《心身醫學》(*Champ psychosomatique*)，2005 年第 4 期，第 40 號。
15 法蘭西斯・鞏格，《在眾神之前，宇宙之母》，同本章註 9。
16 同上註。
17 《可蘭經》，第 2 章，第 22 篇。
18 賈瓦・阿里 (Jawad Ali)，《前伊斯蘭之阿拉伯史》(*L'Histoire des Arabes avant l'islam*)，巴格達大學協助出版（伊拉克），1993 年（第 2 版），第五部分，p.223。

第四章　藏好這血，讓我看不見

1 奇蘭・甘地 (Kiran Gandhi) 與曼吉・K・幾爾 (Manjit K.Gill)，〈印度與美國的月經禁忌：如何呈現，為何存在？〉（The menstrual taboo in India and in the US: What does it look like, whydoes it exist?），湯姆森・路透基金會通訊 (*Thomson Reuters Foundation News*)，2016 年 7 月 7 日。
2 露琵・考爾 (Rupi Kaur)，〈如果我月經的照片讓您感到尷尬，問問自己這是為什麼〉(Si la photo de mes règles vous a mis mal à l'aise, demandez-vous pourquoi)，《加拿大哈芬登郵報》(*Huffington Post Canada*) 部落格，2015 年 4 月 2 日，由馬提烏・卡里耶翻自英文。
3 同上註。
4 可在 www.igbstudio.com 網站上，點擊「Feminine Protection」找到。
5 馬丁・溫克勒，《您一直想知道卻又不敢問的月經大小事》，同第 2 章註 5。
6 吉勒・皮森 (Gilles Pison)，〈法國 2004 年：預期壽命超越八十歲〉(Fracne 2004: l'espéramce de vie franchit le seuil des 80 ans)，《人口與社會》(*Population et seciétés*)，第 410 號，2005 年 3 月。
7 mum.org。
8 引文載於和內・葛赫薩 (René Greusard)，〈橡膠布片做腰帶：不為人知的月經史〉(Ceintures en caoutchouc, chiffons: l'histoire méonnue des règles)，L'Obs/Rue89，2012 年 12 月 9 日。
9 www.tampax.fr，「最早的棉條」(Premier tampon) 頁面，2016 年 9 月 2 日訪閱。
10 瑪莉安・貝利 (Marianne Bailly)，〈女性衛生產業大致健全〉(L'hygièe feminine plutòt en forme)，《LSA》雜誌，第 2313 號，2014 年 4 月 3 日。
11 寶僑公司法國網站，www.pg.com，「任務、價值與原則」(Mission, valeurs et principes)

des Inscriptions et Belles-Lettres)，第 132 年，第 4 號，1988 年，p.799-813。

2 西格蒙・佛洛伊德 (Sigmund Freud)，《圖騰與禁忌：原始人群社會生活之精神分析詮釋》(*Totem et Tabou. Interprétation par la psychanalyse de la vie sociale des peuples primitifs*)，佩悠圖書館經典出版，巴黎，2001（1923；1965 年譯為法文）年，p.26。

3 歐迪勒・特黑許，《希臘文學與銘文中的女性私密生活儀式及宗教實踐》，同第 2 章註 10。

4 刊登於 2011 年 11 月 29 日《解放報》(*Libération*)：「希臘正教教會以行動要求釋放一名阿索斯山的僧侶」。

5 見文章〈遺物：52 名俄羅斯人因欲欣賞處女瑪莉腰帶而送醫〉(Reliques. 52 Russes hospitalisés pour avoir voulu admirer la ceinture de la vierge Marie)，《世界報》(*Monde*) 網站部落格《大觀》(*Big Brower*)，2011 年 11 月。

6 喬舒華・克伊亭 (Joshua Keating)，〈俄羅斯真的靠提供未來的媽媽們金錢與冰箱就拉高生產率了嗎？〉(La Russie a-t-elle vraiment boosté son taux de natalité en offrant de l'argent et des réfrigérateurs aux futures mamans?)，*Slate*，2014 年 11 月 4 日。

7 阿朗・帖斯達，《亞馬遜與廚娘》，同第 2 章註 20，p.28。

8 坡薩尼亞斯 (Pausanias)，《希臘記述》(*Description de la Grèce*)，第 3 卷，16-10。

9 引自法蘭西斯・鞏格 (Françise Gange)，《在眾神之前，宇宙之母》(*Avant les Dieux, la Mère universelle*)，Alphé 出版，巴黎，2006 年。

10 歷史學者克烈赫・蘇頌 (Claire Soussen) 在一場高等社會科學院的工作坊中向人們所轉述：〈性別、體液與身體分泌液〉(Genre, humeurs et fluids corporels)，由惹內斐芙・布赫提耶 (Genevièe Bührer-Thierry)（巴黎第一大學）發表於由狄蒂耶・列特 (Didier Lett)（巴黎第七大學）、克萊德・普慮莫紀 (Clyde Plumauzille)（高等社科院）與席勒薇・史坦伯格 (Sylvie Steinberg)（高等社科院）於 2016 年 5 月 19 日主辦之工作坊。

11 凱西・麥可利芙 (Cathy McClive)，《法國早期現代的月經》(*Menstruation and Procreation in Early Modern France*)，Ashgate 出版，方爾漢（聯合王國），2015 年。

12 詹姆斯・喬治・弗雷澤 (James George Frazer)，《金枝：原始社會中的魔法之王》(*Le Rameau d'or. Le roi magicien dans la société primitive*)，Robert Laffont 出版，「經典」叢書，巴黎，1981 年（法文譯本出版於 1927 年），p.64。

13 伊恩・霍布庚 (Ian Hobgin)，《月經男性之島：沃季歐的宗教》(*The Island of Menstruating Men: Religion in Wageo*)，Waveland 出版，新幾內亞，1970 年。

10 歐迪勒·特黑許 (Odile Tresch)，《希臘文學與銘文中的女性私密生活儀式及宗教實踐》(*Rites et pratiques religieuses dans la vie intime des femmes d'aprè la littéature et les inscriptions grecques*)，博士論文，高等研究應用學院，巴黎，2011 年。

11 《讓—賈克·布沙懺情錄：寫在 1630 年巴黎—羅馬之旅後，作者手稿首次出版》(*Les Confessions de Jean-Jacques Bouchard Parisien, suivies de son Voyage de Paris à Romeen 1630, publiées pour la première fois sur les Manuscrits de l'Auteur*)，Isidore Liseux 出版，巴黎，1881 年。

12 薩羅門·韓納克 (Salomon Reinach)，《崇拜、神話與宗教》(*Cultes, mythes et religions*)，Robert Laffont 出版，Bouquins 叢書，巴黎，1996(1905) 年，p.52。

13 《聖經·創世紀》，第 3 章第 16 節。

14 溫達·崔瓦森 (Wenda Trevathan)，〈靈長類骨盆解剖學與生產之關聯〉(Primate pelvic anatomy and implications for birth)，《皇家協會哲學通訊 B：生物科學》(*Philosophical Transactions of the Royal Society B: Biological Sciences*)，第 370 期，第 1663 號，2015。

15 克里斯·耐特 (Chris Knight)：《血緣：月經與文化源起》(*Blood Relations: Menstruation and the Origins of Culture*)，耶魯大學出版社，新赫芬與倫敦，1991 年。

16 據美國人類學家迪恩·R·史諾 (Dean R · Snow) 認為，在史前洞穴中圍繞著繪畫與浮雕的手印有七五 % 是屬於女性的。維吉尼亞·休斯 (Virginia Hughes)，〈最初的藝術家是否多半為女性？〉(Were the first artists mostly women?)，《國家地理雜誌》(*National Geographic*)，2013 年 10 月 9 日。

17 克里斯·耐特，《血緣》，同本章註 15。

18 丹尼爾·德寇培 (Daniel de Coppet)，「禁忌」釋義，《世界百科全書》(*Encyclopoedia Universalis*) 線上版，http://www.universalis.fr，2016 年 6 月 29 日訪閱。

19 薩羅門·韓納克，《崇拜、神話與宗教》，同本章註 12，頁 7。

20 阿朗·帖斯達 (Alain Testart)，《亞馬遜與廚娘：性別分工人類學》(*L'Amazone et la Cuisiniére*)，Gallimard 出版，巴黎，2014。

21 阿朗·帖斯達，《亞馬遜與廚娘》，同上註。

第三章　血之詛咒

1 莉莉·卡義爾 (Lilly Kahil)，〈伯候宏神殿與希臘宗教〉(Le sanctuaire de Brauron et la religion grecque)，《法蘭西文學院課程摘要》(*Comptes rendus des sénces de l'Académie*

6 塔札那·阿嘎布欽那 (Tat'jana Agapkina)，〈斯拉夫儀式與神話中的月經〉(Les menstrues dans la mythologie et les rites slaves)，《斯拉夫研究期刊》(*Revue des études slvces*)，第 69 卷，第 4 冊，1997 年，p.529-543。

7 克勞德·李維史陀 (Claude Levi-Strauss)，《餐桌禮儀的起源》(*L'Origine des manières de table*)，Plon 出版社，巴黎，1968 年，p.416。

8 同上註，p.416。

9 瑪莉—諾維·德妮 (Marie-Noële Denis)，〈阿爾薩斯傳統婚姻：以 1737 到 1837 年孔泰區村落哈撓—利支騰堡為例〉(Le mariage traditionnel en Alsace. Exemple d'un village du comté de Hanau-Lichtenberg de 1727 à 1837)，《法東社會科學期刊》(*Revue des sciences sociales de la France de l'Est*)，第 8 號，1979 年。

第二章　對血的恐懼與靠近

1 安妮·勒克列克 (Annie Leclerc)，《女人說》(*Paroles de femme*)，巴伯利歐，巴黎，2001(1972) 年，p.72。

2 西蒙·波娃 (Simone de Beauvoir)，《第二性》(*Le Deuxième Sexe*)，Gallimard 出版社，口袋版文庫，巴黎，1978(1949) 年，第 1 卷，p.350。

3 www.passionmenstrues.org。

4 希波克拉底，《女性疾病》；同第 1 章註 4。

5 馬丁·溫克勒 (Martin Winckler)：《您一直想知道卻又不敢問的月經大小事》(*Tout ce que vous avez toujours voulu savoir sur les règles sans jamais avoir osé le demander*)，Fleurus 出版，巴黎，2008 年，p.34。

6 瑟吉·梯瑟宏 (Serge Tisseron)，《恥辱：對一則社會連結的精神分析》(*Lahonte. Psychanalyse d'un lien social*)，Dunod 出版，巴黎，2014 年，p.16。

7 老普林尼 (Pline l'Ancien)，《自然史》(*Histoire naturelle*)，第 7 卷，第 8 章。

8 同上註，第 28 卷，第 11 章。

9 讓—亦夫·勒諾 (Jean-Yves Le Naour) 與卡特琳·瓦隆提 (Catherine Valenti)，〈血與女人：華麗年代的月經醫療史〉(Du sang et des femmmes: Histoire méicale de la menstruation à la Belle Époque)，《克里奧：歷史、女性與社會》(*Clio. Histoire, femmes et société*)（線上資源），第 14 號，2001 年。

資料出處

前言

1 艾克特·顧提黑、賈克·烏戴爾 (Hector Gutirrez et Jacques Houdaille)，〈18 世紀法國的妊娠致死率〉(La mortalité maternelle en France au XVIIIe siècle)，《人口》期刊 (*Population*)，第 38 卷，第 6 號，1983 年。

2 葛蘿莉亞·史坦能 (Gloria Steinem)，《過分的行為與日常反抗》(*Outrageous Acts and Everyday Rebellions*)，Henry Holtand Company 出版，紐約，1995(1983) 年。

3 法蘭索瓦·艾希提耶 (Françoise Héritier)，〈戰士與女性之血〉(Le sang du Guerrier et le sang des femmes)，《雄性／雌性：差異思索》(*Masculin/Féinin. La pensée de la difféence*)，Odile Jacob Poche 出版，p.234。

第一章　血光將至

1 國家人口研究院 (Institut national d'éudes déographiques)，〈初經年齡〉(L'âge aux premièes règles)，2014 年，刊登網址 www.ined.fr。

2 愛德華·碩特 (Edward Shorter)，〈法國初經年齡，1750-1950 年〉(L'âge des premièes règles en France,1750-1950)，《經濟、社會、文明年鑑》(*Annales. Économies, Société, Civilisations*)，第 36 卷第 3 號，1981 年，p.495-511。

3 法國國家健康與醫學研究院 (Inserm)，〈初經年齡依出生地區分〉(L'âge des premièes règles depend du lieu de naissance)，2013 年 4 月 25 日，刊登網址 www.inserm.fr。

4 希波克拉底 (Hippocrate)，《女性疾病》(*Des maladies des femmes*)：「每個健康女性，每次月經的平均流量有兩個阿提克的寇提，有時較多，有時較少。」一寇提等於 0.27 升。

5 米歇爾·德布哈孔塔 (Michel de Pracontal)，〈雌性倭黑猩猩的解放〉(L'émancipation des femelles bonobos)，Mediaprt 新聞網站，2016 年 7 月 23 日。

月經不平等：一段女性身體的覺醒之路
Ceci est mon sang

作者	艾莉絲 ・ 迪艾波 Élise Thiébaut
譯者	劉允華
審定	吳懷玨
社長	陳蕙慧
總編輯	戴偉傑
主編	李佩璇
行銷企劃	陳雅雯、林芳如
封面設計	蕭旭芳
排版	宸遠彩藝
讀書共和國出版集團社長	郭重興
發行人兼出版總監	曾大福
出版	木馬文化事業股份有限公司
發行	遠足文化事業股份有限公司
地址	231 新北市新店區民權路 108-3 號 8 樓
電話	（02）2218-1417
傳真	（02）2218-0727
Email	service@bookrep.com.tw
郵撥帳號	19588272 木馬文化事業股份有限公司
客服專線	0800-221-019
法律顧問	華陽國際專利商標事務所　蘇文生律師
印刷	呈靖彩藝有限公司
二版	2022 年 10 月
定價	新台幣 380 元
ISBN	9786263142756（紙本） 9786263142978（EPUB） 9786263142961（PDF）

歡迎團體訂購，另有優惠，洽：業務部 (02)2218-1417 分機 1124

特別聲明：有關本書中的言論內容，不代表本公司 / 出版集團之立場與意見，文責由作者自行承擔

國家圖書館出版品預行編目（CIP）資料

月經不平等：一段女性身體的覺醒之路 / 艾莉絲 . 迪艾波 (Élise Thiébaut) 著 ; 劉允華譯 . -- 二版 . -- 新北市 : 木馬文化事業股份有限公司出版 : 遠足文化事業股份有限公司發行 , 2022.10
336 面 ; 14.8X21 公分
譯自 : Ceci est mon sang.
ISBN 978-626-314-275-6（平裝）

1.CST: 月經　2.CST: 文化研究　3.CST: 宗教與社會

417.124　　111014361